ある特別な患者

That One Patient

医師たちの人生を変えた患者たちの物語

Ellen de Visser
エレン・デ・フィッサー

芝 瑞紀［訳］

サンマーク出版

本書について ――「どう生きるか」へのヒント

近年、「聖職」と言われる医師への見方が大きく変わりつつあるように思う。医師も私たちと同じように、迷い、悩み、傷つき、ときには間違いも犯す。

本書は、2019年にオランダで刊行された『Die ene patiënt（そのひとりの患者）』の邦訳である。タイトルのとおり、医師や看護師、医療従事者が「自分の人生を変えたひとりの患者」について語ったコラムを1冊にまとめた本だ。

著者のエレン・デ・フィッサーは、オランダの日刊紙『デ・フォルクスラント』の科学ジャーナリスト。彼女は最初、数週間の短期連載のつもりで「Die ene patiënt」を寄稿したのだが、予想以上の反響があり、このコラムはまたたく間に同紙の人気シリーズになった。結果的に連載は2年ほど続き、計130人の医師の物語が紹介された。

本書は、そのうちのおよそ3分の2を収録している。

この作品では、さまざまなバックグラウンドをもつ医師たちの話がとり上げられている。心温まる感動的な話もあれば、救いのない悲しい話もあるが、すべてのエピソードに共通するのは、**医師たちが驚くほど率直に自分の本心を吐露している**点だ。医師の「人間味」

がここまで伝わってくる作品はそうないだろう。

本書は、病気の詳しい説明や治療法が書かれた「医療本」ではない。医師や医療従事者と患者の物語である。

どの医師も、ひとりの患者から大事なことを教えられ、仕事や人生との向き合い方を変えることになる。

彼らの語る物語のひとつひとつが、**私たちの誰もが抱えている根源的な問い「人はどう生きるべきか」について考えるヒントになる**はずだ。

そういう意味で、本書は一種の「自己啓発書」として読んでいただければと思う。

本書の舞台であるオランダは、ヨーロッパでも屈指の医療先進国だ。

日本に初めて西洋医学をもたらしたのもオランダである。江戸時代に蘭学が伝わり、杉田玄白を中心とする蘭学者チームが『ターヘル・アナトミア』を翻訳して『解体新書』を完成させたことで、日本の医学は大きく発展した（まともな辞書すらない時代に翻訳をやり遂げた杉田玄白らには、いち翻訳者として敬意を抱かずにはいられない）。ちなみに「メス」「ギプス」といった医療用語は、オランダ語の「mes（ナイフ）」「gips（石膏《せっこう》）」に由来している。

また、オランダでは「安楽死」が法律で認められていて、本書にも安楽死にまつわるエピソードがいくつか登場する。

日本では、安楽死は違法行為で、安楽死について議論すること自体がタブー視される傾向にある。しかし、安楽死が合法な国で患者が何を思い、医師がどんなジレンマに直面するかは、私たち日本人も知っておくべきではないだろうか。

なお、本書は2021年に刊行された英語版『That One Patient』からの重訳である。フィッサーは、英語版を出版するにあたり、英語圏の医師たちのエピソードと新型コロナウイルスにまつわるエピソードを新たに加えている。新型コロナのパンデミックの最前線にいた医師たちの話（1「暗闇のなかで」2「聞こえない返事」3「静かな影響」4「匿名の患者」）やアメリカの感染症対策におけるトップ、アンソニー・ファウチ博士の話（86「感動的な手紙」）は、コロナ禍を生きる私たちの今後を考えるうえでもおおいに役立つだろう。

この本に収録された89人の医師たちの物語が、読者のみなさんの心に何かを残してくれたとしたら、訳者としてそれにまさる喜びはない。

訳者　芝瑞紀

ある特別な患者

目次

第三部 予期――「希望」と「失望」への考え方が変わったとき

第四部　理解――「関係性」への考えが変わったとき

装丁　轡田昭彦＋坪井朋子
翻訳協力　株式会社リベル
編集協力　株式会社ぷれす

＊本文中の［　］は訳注

はじめに

義弟の葬儀がとりおこなわれたのは、2月のある晴れた日の午後だった。

彼が生きていたら、いつものように愛用の10段変速の自転車に飛び乗っていたと思われる、気持ちのいい日だ。

混み合った葬儀場の片隅に、悲しみに暮れるがん専門医の姿があった。

午後は休みをとりました、とその医師は言った。

患者として、いつしか友人として多くのことを教えてくれた男に別れの言葉を告げに来たのだという。

その話に私は興味を引かれた。

患者が主治医から何かを学ぶのは当然のことだ。医師の仕事は、病気の原因や治療法について患者に説明することなのだから。

だが、その逆もありえるのだろうか？

ひょっとしたら、ある患者の顔が頭から離れない、ある患者とのエピソードがずっと忘れられないという医師が、ほかにもいるのではないだろうか？

医者が患者から気づかされること

その医師との会話がきっかけとなり、２０１７年夏、私はオランダの日刊紙『デ・フォルクスラント』でコラムを連載することになった。

忘れがたい思い出を残してくれた患者や、すばらしい教訓を与えてくれた患者について医師たちに語ってもらい、その内容を私がまとめるという企画だ。

当初は、紙面に余裕がある夏の時期のみの「穴埋め連載」になると聞いていたので、全６回のコラムにする予定だった。とはいえ、自分の個人的な体験を赤裸々に語ってくれる医師を６人も探すのはなかなか骨が折れるだろう――私はてっきりそう思っていた。

だが、その予想はみごとに外れた。声をかけた医師のほとんどが、ふたつ返事でインタビューを引き受けてくれたのだ。

しかも彼らは、どの患者について話すかを最初から決めているようだった。

気づけば、短期間で終わるはずだった私のコラムは毎週連載の人気シリーズになり、そのうち医師のほうから声をかけてくるようになった。

そこで私は、もっとネットワークを広げることにした。医師に限らず、看護師、臨床心理士や医療ソーシャルワーカーまでを対象にしてインタビューを行ったのだ。

たいていの場合、彼らがどんな話をしてくれるのかはまったく予想できなかった。

4月のある月曜日、どんよりと曇った朝のことをよく覚えている。

その日、私はある法医学者の女性のもとを訪ねていた。彼女は私に1枚の絵を描いてくれた。昇ったばかりの太陽が、堤防のわきにある小麦畑を照らしている絵だ。彼女はその場所で、若いバイク乗りの死亡確認を行ったばかりだという。

インタビューを終えると、私はすぐに帰路についた。彼女の話にショックを受け、頭がぼんやりとしていた。自分がたまらなく孤独に思えた。

アムステルダムの道路では、まるで何事もなかったかのように、車と人がせわしなく行き交っていた。

心のもろさの告白

医師や看護師は、患者に対する特殊な「共感力」を身につけなければならない。

しかし同時に、患者のケアをする際は、自分の感情をしっかりと抑えこむ必要がある。心にバリアを張らないと、患者への情が仕事の妨げになる恐れがあるからだ。

だがときに、医師の心のバリアを通り抜ける患者たちがいる。彼らはなんらかのかたちで医師の感情に触れ、その考えや行動に影響を及ぼす。

医療従事者が人々に語りたいのは、まさにそういう患者たちの物語だ。ある意味では、自分の心の「もろさ」についての告白といえる。

彼らの告白は、毎週のように私を驚かせてくれた。

「感情は弱さの表れ」という考え方は、ずいぶん前に医療の世界から消え去った。アメリカ人医師のダニエル・オーフリは、著書『医師の感情』（医学書院）のなかで、医師の感情がどれほどヘルスケアの質を左右するかについて語っている。

つまり、一人前の医師になるためには、医学の知識や技術を身につけるだけでなく、人として成長することも同じぐらい重要なのだ。

また、ある医師は次のように述べている。

「患者にとって、われわれ医師と深くかかわる時間は、人生のなかでも特殊な時間です。当然、ほとんどの患者がむき出しの感情をぶつけてきます。**だから私たちは、彼らと接するなかでさまざまなことを学ぶのです。**好むと好まざるとにかかわらず」

多くの人を惹きつけた医師たちの生きざま

週を追うごとに、コラムの読者は〝白衣をまとったそっけない人たち〟に親しみを覚えていったようだ。

実際、読者からは数々の手紙が届いた。医師たちの正直さや、彼らの深い話に心動かされたというものもあれば、コラムを読むのをどれほど楽しみにしているかを語ったものもあった。

ある詩人は、コラムでとり上げた精神科医のために一編の詩を送ってきた。医療ミスを犯してしまった若い研修医の話を読み、その医師を擁護する手紙を書いてきた高齢の女性もいた。ある男性は、土曜日の朝、朝食をとりながらがん専門医の話を読み、思わず声をあげて泣いてしまったという。

臨床倫理士のエルウィン・コンパニエが、20年以上前に亡くなった若い女性患者について語った数日後、その女性の当時のボーイフレンドだという男性が私に連絡をしてきた。そして、彼がその女性、イルマの写真を送ってくれたおかげで、私は自分がコラムで紹介した患者の顔を初めて目にすることになった。

ほかにも、私は何度か医師と患者の物語の舞台裏を垣間見《かいまみ》ている。たとえば、消化器専門医ヨースト・ドレントの患者は、残されたわずかな日々をホスピスで過ごしていたが、あるとき自分のことが新聞に書いてあるのを見つけた。

その患者は医師の勇気に礼を言った。

「ヨースト、きみは勇敢な医師だ。けっして患者を手ぶらで旅立たせたりしないのだから」

「仕事」「人生」「自分」を深く知る物語

本書が紹介するのは、自分のケアをしてくれた医師や看護師に成長と学びの機会を与えた患者たちの物語である。

そうした患者とのかかわりを通じて、医師たちは仕事や人生、そして自分自身のことをより深く理解することになった。

今回の版では、イギリスおよびアメリカの医師のエピソードと、医療現場に壊滅的な影響をもたらした新型コロナウイルス（ＣＯＶＩＤ－19）にまつわるエピソードを新たに加えている。

くり返すが、予想よりはるかに多くの医師がこの企画に興味をもち、しかも情熱的にかかわってくれたことには心から驚き、胸が熱くなった。

以前、外傷外科医のカリム・ブロヒにそのことを話すと、彼はこう答えた。

「医師は誰しも、語るべき物語をもっています」

この本が刊行されることを、心よりうれしく思っている。

エレン・デ・フィッサー　アムステルダムにて

［安楽死に関する注記］

本書でとり上げるエピソードのいくつかは、安楽死がかかわるものだ。日本、イギリス、アメリカと違い、オランダでは安楽死が合法である。オランダの医師たちは、患者から要望があると、その患者の人生を終わらせるための手伝いをする権限が与えられる。ただし、その行為には「デューディリジェンス［当然に実施すべき注意義務および努力］」がなければならない。

基準のひとつは、患者の苦痛の程度だ。患者が耐えがたい苦痛を感じていると判断され、かつ回復の見込みがないことが条件となる。判断にあたっては、主治医だけでなく、その患者の治療にかかわっていない第三者の医師による承認が必要になる。

そうしたすべての基準を満たす場合のみ、医師は安楽死を施しても刑事責任を問われない。

オランダでは、安楽死が死因全体に占める割合は４％で、その大半は末期がん患者のケースである。

第一部

家族

「つながり」への考え方が変わったとき

医師や看護師を「英雄」と呼ぶ人が増えているが、私に言わせれば……本当の英雄は「患者の家族」だ。愛する人の顔を見られないまま、家にとどまって不安や恐怖と闘っているのだから。

彼らがどれほどつらい思いをしているかは、想像にかたくない。

「1　暗闇のなかで」より

My darkest hours

José Schroe, intensive-care nurse

1 暗闇のなかで

新型コロナウイルス

ヨゼ・シュロー（集中治療看護師）

メタが集中治療室に移されたのは、入院から数日たった土曜日の朝だった。そのときにはもう、彼女は最悪の事態を覚悟していた。

その日の夜、メタから「集中治療室に入った」と連絡をもらったので、私は夜勤が始まってすぐに彼女のもとを訪れた。ひどい熱を出し、息切れを起こし、苦しそうにあえいでいる彼女を見て、私は状況の深刻さを理解した。

メタは、20年以上前から私と一緒に働いている集中治療医だ。**数日前、彼女は新型コロナウイルスに感染し、自分の病院の患者になってしまったのだ。**

そのウイルスがどんな症状をもたらすかは、彼女自身、嫌というほどわかっていた。

いずれ人工呼吸器が必要になるのは明らかだった。これからのことを考えると怖くてしかたがない、とメタは言った。

鎮静剤を投与したあと、彼女がもう二度と目を覚まさない可能性はゼロではなかった。しかし、感染の危険がある以上、夫や子どもや友人たちに会うことはできない。

メタは深い孤独のなかにいた。

そのときの彼女のようすは見るに忍びなかった。やがてメタは感情を抑えきれなくなり、大声で泣きはじめた。それが迫りくる死への恐怖のせいなのか、愛する家族にさえ自分の思いを伝えられない苦しみのせいなのかは、私にはわからなかった。


「スマートフォンでメッセージビデオを撮るのはどうだろう？」と私は提案してみた。少しでもメタの気持ちを落ち着けてあげたかったからだ。

メタはそのアイデアを気に入ったようだった。でも、私が気を遣って部屋から出ようとすると、彼女は「ここにいてほしい」と言った。

私は言われたとおり、防護服を着たままベッドサイドに腰を下ろし、愛する人たちに語りかけるメタの姿を彼女のスマートフォンで撮影した。

ビデオを撮っているあいだ、メタは驚くほど落ち着いていた。さっきまで彼女を支配していた混乱は、影もかたちもなくなっていた。もしかしたら、家族に余計な心配をさせないように、必死に感情を抑えていたのかもしれない。

私はその間、自分が邪魔者だという気持ちをぬぐえずにいた。メタが心の奥底で何を思っているかなんて、できれば聞きたくなかった。

とはいえ、途中でやめるわけにもいかないので、私はその場にとどまった。こうして私は、メタの人生における最もプライベートな時間を共有することになった。

彼女は最後まで落ち着きを失わなかった。もう二度と家族に会えないかもしれないという状況でそんなふうにふるまえる彼女の強さに、私は心から驚いていた。

冷静な口調で話す彼女と向き合いながら、私は自分にこう言い聞かせた。メタがこんなにも懸命に感情を抑えているのに、私が泣くわけにはいかない、と。何度も嗚咽《おえつ》が漏れそうになったが、私は必死にこらえつづけた。

あの日の記憶は、いまでも頭のなかの手の届かない場所にしまってある。思い出したらきっと……涙があふれてしまうからだ。

その後、事態は急展開を見せた。鎮静剤が投与される前、メタは私たちにいくつかの指示を出してきた。「このカテーテルを使いなさい」「こまめに足に触れて、体温が下がっていないかを確認しなさい」といったことだ。

病気で苦しんでいるのは自分だというのに、メタは最後まで医師としての仕事をまっとうしたのだ。そんな彼女を見て、私たちの顔には自然と笑みが浮かんでいた。

まもなく、メタはうつ伏せに寝かされたまま眠りに落ちた。私たちにできるのはそこまでだった。あとは……彼女しだいだ。

ところが、彼女はその日のうちに別の病院に移されることになった。同僚たちが、「メタの治療にあたるのがつらい」と言ったからだ。

私は最初、彼らがなぜそんなことを言うのか理解できなかった。メタは私たちの仲間なのだから、私たちが面倒を見るのが当然だと思っていた。

でもその後、私も同僚たちと同じ気持ちになった。

その日、私ははっきりと悟った。**新型コロナウイルス感染症は、私がこれまでに見てきたなかで最もやっかいな病気だ**、と。

ひとりでベッドに横になり、生きるために必死に闘うメタの姿は、このウイルスの恐ろしさを端的に表していた。

最近、医師や看護師を「英雄」と呼ぶ人が増えているが、私に言わせれば……**本当の英雄は「患者の家族」**だ。愛する人の顔を見られないまま、家にとどまって不安や恐怖と闘っているのだから。

彼らがどれほどつらい思いをしているかは、想像にかたくない。別の病院で治療を受けているメタのことを思いながら、私はほかの患者のケアに力を注いだ。患者が孤独に押しつぶされないように、ベッドに家族の写真を飾り、音楽をかけ、時間の許すかぎり病室に顔を出した。

最終的に、メタの容体は回復した。別の病院に移されてから10日後、人工呼吸器が外されたという知らせが入ってきて、私たちはほっと胸をなで下ろした。

その後、彼女は私たちの病院のリハビリ施設で数週間のリハビリを受け、無事に家に帰っていった。

退院から2か月後、私は彼女の家にお見舞いに行った。まだ全快には程遠かったものの、メタは元気そうな笑顔を見せてくれた。

以来、私とメタの関係は少し変わったように思う。もともと彼女はとても親しみやすい女性だったが、感情をあらわにすることはなく、常に他人と一定の距離を置いているように見えた。

しかし、あの土曜日の夜、メタは私の前で悲しみに打ちひしがれていた。私はそんなメタに寄り添ったが、彼女がそのことをどう思っているのかはわからなかった。

私はただ、思いついたことを実行に移しただけだ。でも退院後、メタはそのときの気持ちを話してくれた。

「私が暗闇のなかにいたとき、そばにいてくれてありがとう。あのとき、あなたの人生と私の人生が交わったような、不思議な感じがした。短い時間だったけど……きっと私たち、同じ道を並んで歩いてたのね」

いまや私たちは、かけがえのない時間を共有している。

私もメタも、あの日のできごとをけっして忘れないだろう。

No answer

Beverley Hunt, haematologist

2

聞こえない返事

新型コロナウイルス

ビヴァリー・ハント（血液専門医）

弟のフィリップは、私たち家族の鼻つまみ者だった。

彼はかつて、立派なホテルの支配人だったのだが、あるときからアルコールに溺れるようになり、やがて仕事を辞め、家族とも疎遠になっていった。

最後に顔を合わせたのは3年ほど前だったと思う。奥さんも子どももいなかったフィリップは、イングランドのサウスコーストの小さな街でひとり暮らしをしていた。

昨年の4月、フィリップは新型コロナウイルスに感染し、熱と咳《せき》に苦しみはじめた。症状が出てすぐに、彼は家から出ないことを決め、仲のいい友人に頼んで玄関前まで食事を届けてもらうことにした。

でもある日、その友人がいつものように玄関のチャイムを押しても、フィリップの返事が聞こえなかった。心配した友人が警察を呼んでドアを開けてもらったところ、部屋のなかには冷たくなったフィリップの姿があった。死因は心臓発作だった。

フィリップの死を知らされたとき、私は自分のキャリアのなかでも最大の修羅場を迎えていた。

ロンドンは新型コロナウイルスの大打撃を受けていて、私の病院はすでにコロナウイルス感染者以外の患者を受け入れていなかった。

通常は40床しかない集中治療室のベッドの数は、すでに5倍近くまで増えていた。必要があれば400床まで増やすつもりだった。

当時はまだ、この病気に関するはっきりとしたデータはなく、今後の治療の方針も定まっていなかったので、私たちは日々の仕事のなかで知識を身につけていくしかなかった。おびただしい数の患者を観察するなかで、私たちはある事実を発見した。**多くの患者の血液が、信じられないほどどろどろになっていた**のだ。

そのような症状を目にしたのは初めてだった。その後、患者の体内に血栓ができ、脳卒中や深部静脈血栓症や心臓発作で死亡するケースが続出した。

新型コロナウイルスと血栓症の効果的な治療法を見つけ出すために、私はありとあらゆる治療にかかわった。

自分の病院の患者だけでなく、イギリス中、さらには世界中の患者を救うことが私の願いだった。弟の死を知ったのはそのころだ。

フィリップはまさに、私が必死になって調べている病気のせいで亡くなったのだ。その知らせを聞いたとき、私はひどく混乱した。

弟をひとりぼっちで死なせてしまったことに、私はいまでも罪の意識を感じている。フィリップの最期を思うと、たまらなく悲しい気持ちになる。

その罪悪感から逃げるかのように、私は一心不乱に仕事に打ちこんだ。


休む間もなく研究に没頭し、文献を読みあさったおかげで、私はこの感染症の起源と広まった経緯をかなり深いところまで理解した。

私はいま、週に3回ウェビナーを開催し、数多くの医師と患者に自分の考えを伝えている。また、これまでに国内外のいくつかのガイドラインの作成にもかかわってきた。

私のなかでは、コロナウイルスに関するすべてのことがフィリップの死と固く結びついている。弟のためにも、自分の知識と経験を活《い》かし、コロナウイルスと血栓症のことを多くの人に知ってもらい、より効果的な治療法を確立しなければならない。

もしかしたら、私の声はほんのわずかな人にしか届かないかもしれない。あるいは、何かを言ったところで、医師たちが処方する薬がほんの少し変わるだけかもしれない。

それでも、私は活動を続けるつもりだ。

これまで、私の頭には仕事のことしかなかった。弟を失った悲しみと向き合う時間さえとらなかったので、私の心にはいまもはっきりとした痛みが残っている。

でも……**そろそろ限界だ。近いうちに、1週間の休みをとろうと思う。その1週間だけはコロナウイルスのことを忘れ、ケーキを焼き、静かに弟の死を悼むつもりだ。**

数年前、最後に会ったときのフィリップはとても元気そうだった。でも、その顔を見ていると、私は不安を覚えずにはいられなかった。彼はお酒が入るとまったくの別人に豹変《ひょうへん》してしまうのだ。

フィリップは優しい弟だったが、彼の人生は間違った方向に進んでしまった。家族はみな、自分の生活を守るためにフィリップと距離を置いた。

そしていま、私たちは深い悲しみに打ちのめされている。

フィリップの葬儀はすばらしいものだった。葬儀場にいた人たちは口々にこう言った。

「とんでもない問題児《ラスカル》だったけど……本当にいいやつでした」

彼らは、フィリップがこれまでにしてきた〝いたずら〟のことも教えてくれた。弟は、人を笑わせるのが大好きだったようだ。

また、私はフィリップの友人の何人かに声をかけられた。弟はよく、私のことを「自慢の姉」だと話していたという。

それを聞いて、私のなかに熱いものがこみ上げてきた。目に涙がにじむのがわかった。弟が私のことをそんなふうに思っていたなんて、まったく知らなかったのだ。

本当に……忸怩《じくじ》たる思いだ。

Silent impact

Jim Down, intensive-care doctor

3

静かな影響

新型コロナウイルス

ジム・ダウン
（集中治療医）

彼女の父親から電話を受けたとき、私はすぐにその声の奥にある恐怖に気がついた。彼の19歳の娘は少し前からうちの病院に入院していたのだが、新型コロナウイルスが急速に広まったことで、彼は娘の身の安全が心配になったようだ。

彼の娘は昨年、ほかの数々の手術とともに肝臓移植手術を受けていた。また、人工肛門をつけていた彼女は感染症にかかりやすく、脱水症状を起こして腎不全に陥る可能性も高かった。

彼の娘は、ふつうの人よりもずっと弱い存在だった。コロナウイルスに感染したら間違いなく命にかかわるだろう。

そして、**彼女にとって最も安全な場所であるはずの病院は、いまや危険な場所と化していた。**ほとんどの病室が、ここ数週間で一気に押し寄せてきたコロナ患者で埋まっていたからだ。

私たちはすぐに、感染の危険がない病室に彼女を移すことにした。でも、父親の不安は日を追うごとにつのっていった。私たちの病院のコロナ患者のいない空間《コヴィッドフリーエリア》がだんだん狭まっていき、彼女が何度も違う病室に移されていたせいだ。

コロナウイルスは着実に彼女に迫りつつあった。まるで、巨大な波がゆっくりと彼女をのみこもうとしているかのようだった。


入院してから10日後、両親は娘を家に連れて帰った。まだ完全に回復したわけではなかったものの、退院しても問題はなさそうだった。

彼女が最後まで安全な病室で過ごせたことに、私は心底ほっとしていた。

彼女の父親は、私の友人の兄だった。彼女の入院中、私たちは何度か個人的に電話で話をしたのだが、彼は口癖のようにこう言っていた。

「病気のせいで、娘の10代はひどいものになってしまった。だからせめて、娘を守るためにできることがあれば……なんでもするつもりだ」

後日、救急科から電話がかかってきた。

その日は復活祭《イースター》の前の水曜日で、私は夜勤に入っていた。パンデミックはピークを迎えていて、あまりの忙しさに息をつく暇もない状態だった。

そんななかで、電話越しの声はこう告げてきた。

「19歳の女性が運ばれてきました。腎疾患を起こしていて、血中カリウム濃度が異常に上昇しています。心不全を起こしてもおかしくない、非常に危険な状態です」

きっと彼女だ――私は一瞬にしてそう悟った。それがふつうの状況下だったら、すぐに患者を集中治療室に運んだだろう。でもその夜、集中治療室はすでに新型コロナ患者で埋まっていた。

空いているベッドがひとつだけあったが、彼女をそこに寝かせるつもりはなかった。たとえどんな理由があれ、感染のリスクがある場所に彼女を置きたくなかったのだ。

電話を終えたあと、私は決心した。彼女はこのまま救急科で治療してもらおう、と。リスクを最小限に抑えるための決断だった。

彼女のもとに向かったほうがいい気がしたので、私は階段を上って救急科の病室に向かった。

その数分間のうちに目にした光景は、おそらく一生忘れられないだろう。集中治療部の外は真っ暗で、物音ひとつしなかった。誰もいない廊下を歩いていくと、廃墟《はいきょ》のような救急科が見えてきた。そこには、さっきまで自分がいたあわただしい空間とはまったく違う空気がただよっていた。

しばらく歩いても、人の姿は見当たらなかった。


思えばその数週間、私の頭は集中治療室の患者のことでいっぱいだった。

パンデミックが始まってからずっと、私は狭い世界に閉じこもって予測不能な新型コロナウイルスと闘いつづけてきた。

毎日、数えきれないほどの患者が押し寄せてきて、彼らの症状を目にするたびに私と同僚は大きなショックを受けていた。

でも、その世界から一歩外に出たことで、私は大事なことに気がついた。外の世界では、もっと大きな問題が起こっていたのだ。


その夜、私は初めて新型コロナウイルスの〝静かな影響〟を感じとった。このウイルスは、ほかの病気を抱えた患者たちに途方もない恐怖を植えつけていたのだ。

空っぽの病室は、「患者が感染を恐れて病院に来なくなった」ことを意味していた。それは……あまりに悲しい現実だった。

結果的に、コロナウイルスを恐れて病院に行かなかったために、何人かが命を落とすことになった。

その数週間で、私はこう考えるようにもなっていた。

このままいけば自分もコロナに感染するだろう、と。

常に患者に囲まれているのだから、自分が多大なリスクにさらされているのは間違いない。実際、同僚の多くもすでにこのウイルスに感染していた。

結局、私が感染することはなかったが、あのとき感じた恐怖はいまでもはっきりと覚えている。

彼女の病室に着くと、私は少し離れたところに立ち、カーテンの隙間から彼女の姿を眺めた。感染させるリスクがある以上、それ以上近づくわけにはいかなかった。

救急科のスタッフたちは、彼女を救急救命室に入院させ、片時も目を離さずに治療を施していた。

その後、彼女は最後まで安全な病室で治療を受け、数日後には家に帰ることができた。彼女の両親はおおいに感謝し、豪華なワインの詰め合わせを私に送ってくれた。

でも私は、なんだかきまりの悪い気持ちになった。私自身は別に、特別なことなど何もしていないのだから。

私は彼女と一度も言葉を交わしていないし、彼女の人となりもほとんど知らない。

でも彼女のおかげで、私は大事なことを理解した。**「恐怖はあらゆるところに存在する」**ということだ。

新型コロナウイルスは、集中治療室の〝外〟にいる患者たちにも多大な苦しみを与えていた。一刻も早くこの危機が去ることを願うばかりだ。

そしてすべてが終わったら、もう一度彼女に会い、今度はきちんと話がしたいと思っている。

Anonymous

David Pattyn, anaesthesiologist

4

匿名の患者

新型コロナウイルス

デイヴィッド・パティン
（麻酔科医）

私が唯一覚えているのは、患者たちの〝目〟だ。見開かれた彼らの目には、これから起こることに対する恐怖がありありと浮かんでいた。

苦しそうにあえぐ彼らのまわりを、〝宇宙服〟を着た医師たちが取り囲んでいた。医師たちの顔も、樹脂製のバイザーの奥で話している言葉の意味も、患者たちにはわからない。彼らはどこまでも孤独だった。これから辺獄《リンボ》に送られ、二度と帰ってこられないかもしれないのに、愛する人に別れの言葉さえ告げられないのだから。

新型コロナウイルスのパンデミックの第1波がうちの病院に襲いかかってきたとき、「麻酔科医が集中治療医のサポートをする」と決められた。

患者の容体が悪化し、人工呼吸器を装着しなければならなくなったとしたら、私たち麻酔科医が患者を眠らせて挿管や気管切開を行う。それによって初めて、集中治療医が投薬治療を行えるようになる。

ほかの医師たちのサポートこそが麻酔科医の役割であり、私たちが何よりも得意とすることだ。

しかし、患者の数は私たちの想像以上のペースで増えていき、集中治療室はあっという間に満員になった。


手術を始める前、私たちはいつも、これからどんな治療をするかを優しく説明して患者の不安をやわらげるようにしている。

でも、コロナウイルスに病院を占領されていた数か月間は、そういう「人間的な時間」がなかなかとれなかった。あまりに多くの患者が同じ症状を抱えて病院に殺到していた。もはや私たちには、厚い防護服越しに最低限の言葉を届けることしかできなかった。

集中治療室のベッドは、鎮静剤で眠らされた患者で埋まっていた。その多くはうつ伏せで寝かされていて、顔が見えなかった。

そして、誰もがひとりぼっちだった。感染の危険がある以上、家族が面会に来ることは許されなかったからだ。

新型コロナウイルスの患者は、みな〝匿名の患者〟だった。正直、私は彼らのことを覚えていない。何人かの患者のちょっとした特徴は思い出せても、個人として覚えている患者はひとりもいない。

しかし、矛盾しているかもしれないが、私が何より衝撃を受けたのはその〝匿名性〟だった。

人工呼吸器を装着するとき、私たちが欠かさず行うことがある。装着にともなうリスクについて患者に説明し、「助かるかどうかはわからない」と正直に伝えるのだ。するとの多くの患者は、「これでおしまいか」とでもいうようなあきらめた表情を浮かべる。そういう表情を見るたびに、私たちは胸を痛めた。

眠りに落ちる直前、患者たちが言葉にならないほどの恐怖を味わっていたのは間違いない。しかし、初めて新型コロナ患者の挿管を行ったとき、私はまだそのことを理解していなかった。

その患者は私の目の前で急激に弱っていき、挿管から30秒とたたずに亡くなった。私はひどくショックを受けたが、彼がどれほどの恐怖を感じていたかまでは考えていなかった。

私はいま、空き時間を使って仕事場の光景を写真に収めるようにしている。今後のために、このパンデミックの光景を記録しておくべきだと思ったからだ。

初めてカメラを職場に持ちこんだ日、私は集中治療室で発生している大きな問題に気がついた。

その日、勤務を終えたあと、私は同僚たちにカメラを向けた。彼らは、患者に人工呼吸器をつなごうとしているところだった。

傍観者としてレンズ越しに彼らの仕事ぶりを眺めながら、私はこう思った。なんというコミュニケーション不全だろう、と。

同僚たちの話は専門的すぎて、私でさえ完全には理解できなかった。患者にとっては、未知の言語にほかならなかったはずだ。

その患者は、何ひとつ状況がわからないまま、必死に酸素を求めていた。時間に追われる同僚たちは、状況を説明したり彼らを元気づけたりする余裕もなく、淡々と患者に酸素を吸入させていた。

人は誰しも、コミュニケーション不全に陥って初めてコミュニケーションの大切さに気づくものだ。

あのとき、私たちはできるかぎり人間的なコミュニケーションをとろうと努めていた。でも、患者にとって私たちは〝宇宙服を着た誰か〟でしかなく、私たちにとっても彼らは〝匿名の患者〟でしかなかった。

せめて精一杯の治療を施そうとしたが、患者との距離はどんどん開いていき、私たちの無力感は増す一方だった。

その後も私は、非現実的な写真を撮りつづけた。

集中治療室にあれほど多くの患者が押し寄せてきたことはなく、集中治療室があれほど静かだったこともない。

点滴のアラーム音と人工呼吸器の静かなうなり音しか聞こえない部屋に並ぶ、顔の見えない患者たち。

私の写真は、あのときの状況を端的に表している。

私は、写真を1冊のアルバムにまとめようと思っている。

もしかしたら、数年後には誰もがあの激動の時期を忘れているかもしれない。しかし、アルバムに収められた写真を見れば、私たちがどれほど苦労し、努力し、結束していたかを思い出すはずだ。

あの大変な時期を乗り越えたことで、私たちの絆《きずな》は強まり、いまではお互いを心から信頼できるようになった。

しかし、その横では、多くの患者がつらい思いをしていたのも事実だ。

ひとりで病院に収容され、愛する人と会うこともできず、生きて病院を出られるかどうかもわからない。彼らの苦しみは、想像を絶するものだったはずだ。

私たちは、彼らの恐怖をやわらげたわけでもなければ、孤独を癒やしたわけでもない。あのとき私たちにできたのは、「できるかぎりの治療をする」と約束することだけだった。

5

自転車競技選手グレン

大腸がん／安楽死

ピーテル・ファン・デン・バーグ
（がん専門医）

「プロの自転車競技選手《サイクリスト》の患者を診てもらえないか」

同僚の外科医からそう言われたときのことは、いまでもよく覚えている。

私もサイクリングが大好きなので、患者に会うのが楽しみだった。きっといい関係を築けるだろうと思ったからだ。

ところが、私がそう言うと、同僚はこうつけ加えた。

「その……なんというか、**とても変わった患者**なんだ」

会ってみると、たしかに同僚の言ったとおりだった。

その患者、グレンは医師に対してまったく敬意を払わず、しかも無神経といえるほど率直にものを言う。

でも、彼のユーモアのセンスや皮肉めいた言い回しに、私は少しずつ惹《ひ》かれていった。グレンの診察の時間になると、私たちはがんについての話は1分で切り上げ、その後は20分かけてサイクリングを楽しんだ。

私たちの病院にやってくる10か月前、グレンは大腸がんの手術を受けていた。しかし完治することはなく、まもなくほかの臓器にも転移が見られた。もはや私たちには、化学療法を用いてがんの進行を抑えることしかできない。

統計的にいえば、グレンのような状態にある患者は、もってあと1年というところだ。でもグレンは、統計なんて信じないと言って私の言葉を笑いとばし、毎週のように自転車に乗って長い距離を走った。おそらく、スペインの険しい山岳コースに匹敵する距離を走っていたと思う。化学療法が始まってからも、彼はペダルをこぎつづけた。「どうせ痛いのだから、じっとしていても自転車に乗っても変わらない」というのが口癖だった。

私たちは、グレンの寿命を1年延ばすための治療を施した。しかし、結果的に彼は2年以上生きつづけた。

それがサイクリングのおかげだとは断定できないものの、私にはそうとしか思えない。

自転車に乗ることで気持ちが明るくなり、化学療法による副作用がいくらか軽減されたのではないだろうか。

それに彼は、自転車をこいでいる時間だけは、がんのことを忘れられた。

エクササイズががんの治療に効果的だという科学的な根拠はない。でも**エクササイズは、間違いなく患者の精神的・身体的な幸福度を向上させる**。また、身体《からだ》を動かすと免疫力が高まるので、治療の痛みに耐える助けにもなる。

私はいま、毎日のように患者に身体を動かすことを勧めている。そのたびに、グレンのことを例に挙げて。


グレンのおかげで、病院で行うエクササイズ・プログラムを考案できた。

今後は患者が自転車で診察や治療を受けに来ることを奨励するつもりだ。

さらに「バディ・システム」を取り入れるという計画もある。バディ・システムとは、ボランティアをつのり、家から病院まで、そして病院から家まで、患者に付き添ってサイクリングをしてもらう制度だ。場合によっては、化学療法を受けたあと、患者に自転車で家に帰ってもらうことも考えている。

けっして不可能ではないだろう。患者は、私たちが思っているよりずっと強いのだから。

2年にわたる治療のなかで、私とグレンは親友と呼べる仲になっていた。

それが正しいことなのか、許されることなのか、と当時は何度も自分に問いかけた。医師と患者が仲良くなることで、互いに甘えが出てしまうのではないか、と。

でも、そんな心配はいらなかった。グレンはいつも自分の意見をはっきり口にしたし、治療に関する指示にはきちんと従ってくれた。

私たちの友情が一気に深まったのは、院内に庭園をつくる計画について話し合ったときだ。私は前々から、化学療法を受けている患者たちが治療の合間に自然に囲まれてくつろげる場所が欲しいと考えていた。

ある日、資金を集めるいい方法はないかとグレンに相談したところ、彼はスポンサー付きのサイクリングイベントを開催することを提案してくれた。

結果は大成功だった。私たちは、なんと5000ユーロの資金を集めることができたのだ。現在、病院から庭園まで続く道にはグレンの名前がつけられている。

私は日頃、けっして仕事を家に持ち帰らないよう心がけている。もちろん、仕事中は患者たちのことを心から気にかけているが、仕事を終えて家に帰る前に、そういう気持ちを取り出して病室に置いておく必要がある。

これは、私が医師として身につけた処世術のひとつだ。でもグレンに限っては、それがうまくできなかった。それほどまでにひとりの患者と親密になったのは初めてだった。

容体が悪化しはじめたころ、グレンは安楽死を施してほしいと頼んできた。

私は何度も彼の家を訪れ、安楽死について話し合った。私がよほどつらそうな顔をしていたのだろう。

「おいおい、あんたが弱気になってどうするんだ？」と、私を心配するような顔をしながら彼は言った。そして、いつもの皮肉っぽい口調でこう続けた。

「いま、いちばんつらい思いをしているのが誰かわかるだろ？　このおれさ！」

グレンが苦しむ姿をこれ以上見たくはない――私は心からそう思っていた。でも、彼の命を終わらせたあの日の午後は、私の人生で最もつらく、最も悲しい時間だった。

以前、グレンがサイクリング用のジャージをくれると言ってきたことがある。

私は断った。患者から何かをもらうことに抵抗があったからだ。

しかしグレンの死後、彼の奥さんが私のところに小包を持ってきてくれた。中身はサイクリングウェアが一式と、グレンが書いた短い手紙だ。手紙にはこう記されていた。

〝どうだ？　今度こそ受けとってくれよ〟

6 適応力

虐待

エリーゼ・ファン・デ・プッテ
(小児科医)

その子は、とてもかわいらしい2歳の女の子だった。

ある日、託児所のスタッフが、その子の全身にあざがあることと、足に大きな水ぶくれがあることに気づき、家庭内暴力の相談窓口に電話をかけた。

電話を受けた担当者は、すぐに私たちの病院に連絡をしてきた。

「その子の身体に虐待の痕跡がないかを調べてもらえませんか?」と。

その子とその子の母親、そして義父の3人がうちの病院にやってきたのは、そういう経緯だ。

その子の身体を見て、私たちはすぐに入院させることに決めた。お腹《なか》に打撲の痕があったからだ。腹部にそういう痕が見られる場合、内臓に損傷があってもおかしくない。

「この子の精密検査をさせてください」と私は両親に言った。

また、傷の具合と両親の言い分が一致しているかを確かめるのも私たちの仕事だ。その子の全身のレントゲン写真を撮ったところ、前腕に骨折が1か所と、椎骨に細かなひびが複数見つかった。

母親によると、〝階段から落ちた〟のが原因のようだ。仕事柄、これまでに何度も聞いた話だった。

たしかに、子どもはよく階段から落ちるものなので、別におかしなことではない。でも、その子の椎骨のひびには不審な点がいくつもあった。子どもの骨は大人よりずっともろいので、自然にひびが入ることもめずらしくないが、そういうわけでもなさそうだった。


誰かが故意にこの子を傷つけたんだ、と私は思った。とはいえ、私たちにはマニュアルに従って少しずつ検査を進めることしかできない。じっくりと長い時間をかけて、私はその子の身体を調べた。何より恐ろしいのは、間違った結論に行き着くことだった。

もうひとつ正直にいうと……私はその子の義父に怯《おび》えていた。彼の声のトーンや目つきには、人を萎縮させる何かがあった。射撃クラブのメンバーだと言っていたのを覚えている。そして、彼が病室に入ってくるたびに、あの子の身体がこわばるのがわかった。

とはいえ、証拠もないのに〝虐待〟だと決めつけるわけにはいかない。**直感をあてにし**

てはならない――それが私たちの仕事の原則なのだから。

あの子と出会ってから、自分の仕事がどれほどの緻密さを要するのかを痛感した。私たちの役目は、念入りな観察を行い、少しずつ事実を積み重ねていくことだ。この水ぶくれの原因は新しい靴なのか、このあざは階段から落ちたせいでできたのか……国内外の専門家に相談しながら、私はとにかく徹底的に調べた。

しかし、原因が誰にあったのか、誰があの子に暴力をふるったのかまでは明らかにしなかった。犯人をつきとめるのは私たちの仕事ではない。私たちにできるのは、事実による論証、つまり子どもの傷が〝故意〟につけられたものなのか〝事故〟によってついたものなのかをはっきりさせることだけだ。

でもあるとき、家庭内暴力の相談機関から通達があった。その子は祖父母の家で一時的に保護されることになった、という知らせだった。期間は3か月で、母親と義父が娘に会いに行くときは必ず監視役が付き添う。

保護期間が終わると、その子はふたたび両親のもとに帰っていった。

あの小さな女の子は大事なことを教えてくれた。

子どもというのは、私たちが思っている以上の〝適応力〟と、両親への忠誠心をもっているのだ。

家庭内暴力の解決が難しいのは、**被害者が加害者を「愛している」場合が多い**からだ。

あの女の子がひどい虐待を受けていたのは間違いない。でも、あの子が苦しそうな顔を見せたことは一度もなかった。どうすれば両親をかばってあげられるか、わかっていたのではないだろうか。本当に強い子だった。一緒に過ごした期間はわずかだが、私も同僚もあの子に深い愛情を感じていた。

私はよく、ほかの医師や医学生たちにあの子の話をする。そうすることで、自分の気持ちをいくらか整理できるからだ。


あの子がどういう仕打ちを受けていたのかは、いまだにわかっていない。悔しい話ではあるが、それを正式に調べる権限は私にはないのだ。いつの日か、児童虐待の痛ましいニュースとともに、あの子の顔がとつぜんテレビに映し出されるのではないか――そう考えると、怖くてしかたがない。

これまでに出会ってきた子どもたちのことを考えて眠れなくなることはよくあるが、あの女の子もそのひとりだ。

7 ロミオとジュリエット

髄膜出血

エルウィン・コンパニエ
（臨床倫理士）

ベッドに寝かされているイルマのもとを訪れたのは、日が暮れて間もない時間だった。イルマはまだ30代前半の若い女性だったが、ジョギングの最中にとつぜん意識を失った。スキャンの結果、髄膜からの出血が見られた。彼女を診察した神経内科医が「一晩だけようすを見たい」と言ったので、私たちは人工呼吸器をつなぎ、イルマの血圧の測定を続けた。

最終的な判断は翌朝に持ち越されることになった。とはいえ、見通しはだいぶ暗い。イルマは深い昏睡《こんすい》状態にあり、すでに脳死に陥っている可能性が高かった。

病室には彼女のボーイフレンドの姿もあった。当時、私は大学院の博士課程で脳死の研究をしていたので、患者の身内とも積極的にかかわって話を聞くようにしていた。

当然、相手とは一定の距離を保つよう心がけていたし、それまでに大きなトラブルにあったことはなかった。

でもその男性は、一瞬にして私のバリアを通り抜けてきた。しばらく話すうちに、私と彼はすっかり打ち解けていた。彼は英語の教師で、私は英文学が大好きだった。ゆっくりと夜が更けていくなか、私たちは英文学の話に花を咲かせた。

私は、最悪の事態を覚悟するよう彼に言った。きみのガールフレンドはおそらく助からないだろう、と。そして、シェイクスピアの『ロミオとジュリエット』の有名な一節を引用した。

〝別れはこんなにも甘く切ない〟

別れの悲しみはやがて、ふたりの愛に満ちた数々の思い出のなかに溶けていくとわかっていた。彼は堰《せき》を切ったように泣き出した。

ようやく彼は、自分が一瞬たりとも気を抜けず、後戻りもできない状況に置かれていることを理解した。そして、それがイルマと過ごす最後の夜になるということも。

病室の床で寝てもいいか、と彼は聞いてきた。私がすべきことはひとつだった。

ほかの医師たちと一緒に追加のベッドを運んできてイルマのベッドの隣に置き、明かりを暗くし、医療機器のアラームをすべて切ったのだ。彼はイルマの隣で横になり、彼女をそっと抱きしめた。

安らかな静寂のなかで、ふたりの最後の夜は過ぎていった。翌朝7時に私は彼を起こした。数時間後、神経内科医が病室に入ってきて、もう一度イルマのようすを確かめた。そして脳死の判定が下され……人工呼吸器のスイッチが切られた。


その日の朝、自宅まで車を走らせながら、私は不意にこう思った。**私たちは、こうして生きていることをあたりまえだと思いすぎではないか**、と。

ジョギングに出かけたときのイルマは、しばらくしたら家に帰ってこられると思っていたに違いない。イルマのボーイフレンドも、あの日の朝、キスをして彼女を見送ったとき、すぐにまた会えると思っていたはずだ。でも、晴れわたった空はときとして、一瞬のうちに暗雲に覆われてしまうものだ。


その後、彼から葬儀の案内状が届いた。

葬儀の日、彼が弔辞のなかでシェイクスピアのあの言葉を読み上げたときは、思わず目頭が熱くなった。

愛する人との最後のひととき、最後の夜は誰にでも訪れる。ほとんどの人はそれがいつになるかを知ることはないが、あの男性は違った。

彼は、私が正直に話したことに感謝していた。「イルマはおそらく助からない……きみがそう教えてくれたおかげで、残された時間をどう使うか決められたんだ」と。

あの夜、私はふたりに「甘く切ない」別れの時間をつくってあげられたようだ。

あれからもう20年がたつが、あの夜、私は人生における大切なことを学んだ。それは、**「日々の何気ないできごとを大事にしよう」**ということだ。

妻とともに飲む一杯のコーヒー、ふたりでベッドに入っているときの安らぎ、友人と過ごす時間。

幸せは、人と人とのつながりのなかにある。私たちは、人生を永遠に続くもののように錯覚してしまいがちだが、別れのときは必ずやってくる。だからこそ、ひとつでも多くの美しい思い出をつくる必要があるのだ。

イルマのボーイフレンドとは、その後も長いあいだ連絡をとりつづけた。彼は、私の学位授与式や結婚式にも来てくれた。私が結婚したとき、イルマが亡くなってから5年がたっていた。

イルマの墓石には、彼の心を震わせたある言葉が刻まれている。あの夜、イルマの病室で私が引用した『ロミオとジュリエット』の一節だ。

8 最良の選択肢

悪性脳腫瘍

ピーテル・ファン・アイスデン（神経外科医）

当時6歳だったその少女は、自転車に乗っているときにとつぜん倒れてしまった。病院でMRI検査を行ったところ、少女の脳幹には悪性腫瘍が見つかった。

私が初めてその子の両親に会ったのは、ちょうどふたりが診断結果を知らされたときだ。脳幹組織に腫瘍ができてしまうと、もはや治療する手立てはない。

その少女が長くは生きられないのは明らかだった。

診断結果を聞いたときから、少女の父親の考えは一貫していた。彼は医師たちの前でこう言った。

「娘がもう長くないというなら、入院させるつもりはありません」

彼と奥さんの望みは、娘を家に連れて帰ることだった。治療のごたごたで心身をすり減らすのではなく、残されたわずかな時間をもっと有意義に使うことを選んだのだ。

私はいまでも、あの日の彼らとの会話をことあるごとに思い返す。

「この子の生活は、学校を中心に回っています」と少女の父親は言った。アイロンビーズで遊んだり、絵を描いたりするのが好きだったようだ。

彼はこう続けた。

「家に連れて帰れば、あと少しだけでも好きなことをさせてあげられます。この子は大学に行くことも、仕事につくことも、生涯の伴侶を見つけることも、夢を追いかけることもできない。それなのになぜ、たった数か月長く生きるためだけに、苦しい治療を受けさせなければならないのでしょう？」


その両親は、私の義兄の親しい友人だった。少女の診断が下りた直後、義兄は私に電話をかけてきて、「どうかふたりの力になってあげてほしい」と頼んできた。

一方、ほかの医師たちは、少女の両親にいくつかの選択肢を提示していた。ひとつは、手術によって腫瘍の一部を切除するというもの。でもこうしたケースでは、時間がたつと腫瘍がふたたび大きくなってしまうので、大きな効果は見込めない。あるいは、放射線治療を施すという選択肢もあったが、これも結局は最期のときを先延ばしにするだけでしかない。

しかしもうひとつの道、すなわち「治療をしない」という選択肢については誰も触れなかった。

診断結果を聞いたあと、少女の両親はこれからどうすべきかを真剣に考え、あらゆる専門家と話をした。そして、最終的に自分たちの考えを貫くことに決めた。**治療をしないことこそ、考えに考えてたどり着いた、娘にとっての「最良の選択肢」**だと確信したのだ。

少女は、その後7か月間生きつづけた。その7か月のあいだ、彼らは家族水入らずの時間を過ごした。病院に何度も足を運ぶことも、娘の身体を傷つけられることもない、穏やかな日々だった。

私はその両親から多くのことを学んだ。

私はずっと、医師には「治療をしない」という選択も必要だと考えていた。やみくもに延命治療を施すのが正しいことだとはどうしても思えなかったからだ。

とはいえ、ほかの医師の前でそういう話をする勇気はなかった。結局のところ、私は自分の考えに100％の自信をもっていなかった。でも、あの日たまたま出会った若い父親は、断固とした態度で治療を拒み、大切な娘の命をあきらめた。

彼の行動を見て、私はようやく、自分の考えは間違っていなかったと思えた。

以来、私は治療を重視しないようになった。もちろん、患者によっては明らかに手術をしたほうがいいといった場合もあるが、大がかりな治療をしてもあまりメリットがない場合もある。

問題は、両者のあいだに広大なグレーゾーンが存在していることだ。

だから私は、最近は患者にこう尋ねるようにしている。

「あなたはいま、人生に何を求めていますか？」と。

大事なのは、相手の人柄や考えをよく知ることだ。

あの少女が自宅で亡くなってから数年がたった。先日、久しぶりに少女の父親と会ったとき、彼は私にこう言ってきた。

たいていの場合、医師は病気の治療法については熱心に教えてくれるが、その治療の悪い面までは説明してくれない、と。

彼と出会ったことで、私の医師としての考え方はすっかり変わった。ある種の治療は、患者だけでなく家族にとっても大きな負担になる場合がある。医師の立場からすると、治療をしないという決断を下すのは簡単なことではないが、ときにはそれこそが最良の選択肢になりえるのだ。

9 ふたりの赤ちゃん

早産

ハンス・ファン・ハウドゥヴァー
（小児科医）

ある火曜日の夜、婦人科医から電話があり、若い夫婦と話をしてほしいと頼まれた。奥さんは妊娠25週目で、早産しかかっているということだ。

早産で生まれた子どもには、つらい運命が待ち受けている。通常、妊娠24週目で生まれた子どもは、治療しても助かる見込みはほとんどない。26週目であれば、私たちは治療を受けるよう勧める。

でもそのあいだの2週は、いわばグレーゾーンだ。

その日の夜中、私は病室のベッドで陣痛と闘う奥さんと、彼女に付き添う旦那さんに話をした。生まれてくる子どもがこの先も生きられる可能性や、これから待ち受けているであろう結果について。加えて、障害や後遺症をもって生まれてくるリスクについても細かく説明した。

その夫婦は、自分たちのキャリアプランについて話してくれた。

ふたりには海外で働くという夢があった。しかし、障害をもつ子どもを育てながらその夢をかなえる方法は、彼らには思いつかなかった。

そしてふたりは、自分たちの子どもが味わうかもしれない苦しみについて心から心配していた。最終的にその夫婦が下した結論は、「生まれてきた子どもにはなんの治療も施さない」というものだった。

私はこれまで、そのような話し合いを何度も経験してきたが、ほとんどの親は「子どもが無事に生きられるよう手を尽くしてほしい」と頼んできた。だから正直、その夫婦の出した答えには唖然《あぜん》とさせられた。

わが子の命をあきらめる――それ以上に難しいことがあるのだろうか？　それでも、親が下した決断は尊重しなければならない。それがすべての小児科医と新生児科医に与えられた義務なのだから。

明け方近く、奥さんは出産を終えた。生まれたのはとても小さな女の子だった。私たちはその子をベッドに寝かせ、室温を調整し、せめて少しでも快適に過ごさせてあげようと気を配った。

そして数時間後、その子は亡くなった。

その夫婦に会うことはもう二度とないだろう、と私は思っていた。

でもその1年後、あの日と同じ婦人科医から電話があり、「あなたと話をしたがっている夫婦がいるから来てほしい」と頼まれた。

言われたとおり産婦人科に向かうと、ひと組の男女が私を待っていた。顔を見てすぐに、あのときの若い夫婦だとわかった。

ふたりは結局、今後のことを真剣に考えて海外に行くのをやめたという。奥さんはふたたび妊娠し、すでに陣痛が始まっていた。前回より1週間早い妊娠24週目で、今度は男の子だった。

前と同じように、私は子どもが助かる確率についてふたりに説明した。

ところが、彼らの答えは前回とは違った。

「子どもが生きられるように手を尽くしてほしい」と頼んできたのだ。

しかし、やれるだけのことはやったものの、男の子は生まれてすぐに亡くなった。

以来、あの夫婦のことを忘れた日はない。

治療に関する決定を行うとき、私たち医師は患者や患者の両親の考えをできるかぎり尊重する。患者が自分で選んだ治療は、その患者にとって最も適切なものだとよく言われるからだ。

でも、私はいまではこう思っている——そんな言葉は幻想でしかない、と。

あの夫婦は、立派な教養があったものの、過酷な状況に置かれたせいで冷静な判断ができなくなっていた。

子どもの命と自分たちの夢のあいだで板挟みになり、刻々と過ぎていく時間に焦りを感じているのに、家族も友人も本当の意味では助けてくれない。そしてあの夫婦は、わが子の命をあきらめた。

あとになって、彼らはその決断を後悔していた。ふたり目の子どもが亡くなったあとの彼らの悲しみようは、見るに忍びなかった。

私には、**患者や患者の家族の考えを変える権利はない。常に客観的でいることも医師の仕事なのだ。**しかし、あの夫婦との出会いを経て、**以前よりもはっきりと自分の考えを患者に伝えられるようになった。**

あの火曜日の夜、夫婦が違った決断をしていたら、あの女の子を助けられたのだろうか？

それは誰にもわからない。実際、早産で生まれた子どもの半数は、必死に手を尽くしても助けることはできない。

ただし、男の子よりも女の子のほうが助かる確率が高いのも事実だ。それを踏まえると、あの夫婦の身に起こったできごとがいっそう悲劇的に思えてくる。

あの夜、私が彼らの立場にあったとしたら、違う決断をしたはずだ。

生まれたばかりのわが子が助かる可能性があるのなら、それに賭けるのが当然だろう。

いずれにしても結果は同じだったかもしれない。

でもあの女の子は、その可能性に賭ける権利すら与えられなかったのだ。

Another world

Ben Crul, general practitioner

10

別世界

卵巣がん

ベン・クルール
（かかりつけ医）

彼女は、知的で愛嬌《あいきょう》のある40代前半の女性だった。彼女との出会いは、私の人生を大きく変えることになった。

当時、私はまだ大学を出たばかりで、一人前の専門医になるべく日々の仕事に励んでいた。彼女の病気は卵巣がんだった。よく知られているように、非常にやっかいな病気だ。治る見込みはほとんどなかった。毎朝、私は看護師と一緒に彼女の病室を訪れて暗いニュースを届けた。

ほかの患者の病室を回るときは、いくぶん気楽にスキャンや血液検査の結果を伝えられたが、彼女の部屋に向かうときだけはいつも気が重くなった。

「ねえ、ベン」と、彼女はあるとき私を呼び止めた（いつもファーストネームで呼んできたのを覚えている)。

「たまには、もっと違った話をしてくれてもいいんじゃないの? 私がもう長くないのはわかってる。だからせめて、気分転換にさ、なんか楽しい話をしてくれない?」

それを聞いて、思わずはっとさせられた。**「患者はみんな血の通った生身の人間なんだ」**と気づいたからだ。

同時に、治療の話をするだけでなく、患者を楽しませることも医師の仕事なのだと理解した。

彼女の言葉がきっかけとなり、私は治療とは関係ないプライベートなことも患者に話すようになった。といっても、それほどたいした話ではない。この前の休日は何をしたかとか、その程度だ。

でも、彼女はとても楽しそうに聞いてくれた。患者は単なる〝治療対象〟ではない。医師はみな、そのことを心にとどめておくべきだ。

彼女のおかげで、私はもうひとつ大事なことに気がついた。その病院にいるあいだ、自分がずっと居心地の悪さを感じていたということだ。

当時まわりにいた専門医は、みな四六時中せわしなく動き回っていた。さあ次は誰々さんのスキャン、その次は誰々さんの化学療法……といった具合だ。

誰もが淡々と仕事をこなしていた。彼らは患者に共感することも、患者を気遣うこともしなかった。

卵巣がんを患った女性のおかげで、自分の居場所はここではないとようやくわかった。たしかに、専門医になればすばらしい治療を施せるが、ひとりひとりの患者ときちんと向き合うことはできない。

自分にはかかりつけ医の仕事のほうが向いている——私はそう確信した。

その後、私はかかりつけ医の研修を受けはじめた。

かかりつけ医の仕事は、専門医のそれとはまったく別物だった。

指導にあたってくれた医師たちはこう言った。

「最新の病理学に従うだけではだめだ。患者の話を聞き、患者をよく見て、彼らに対して興味を示すよう心がけなさい」

実は、私は大学生のときに母を亡くしている。亡くなる前、母の主治医は2日に一度うちに来てくれた。そのときにはもう、その医師にできることはほとんどなかったが、彼はいつもジャケットを脱ぎ、ベッドの隣に腰を下ろし、母のそばにいてくれた。

あの先生のことはおそらく一生忘れないだろう。彼は、自分の時間を私たちのために使ってくれた。それによって患者と家族がどれほど救われるかを、私はあのとき学んだのだ。

卵巣がんを患ったあの女性は、私が病院を辞めた1年後に亡くなった。

彼女と仲のよかった女性が私のもとを訪ねてきて、そのことを教えてくれた。私が開業して間もないころだった。

彼女の友人は、1本のワインと、亡くなる直前に彼女が書いた手紙を私に手渡してきた。

あれから25年がたつが、彼女のことを思うといまでも熱いものがこみ上げてくる。

私と過ごしたわずかな時間に対して、彼女は心から感謝してくれていた。そして、自分がこの世にいなかったとしても、そのことを私に伝えてほしいと友人に頼んでいたのだ。

あの女性は、医師と患者がすばらしい関係を築けることを教えてくれた。私が彼女を大切に思い、彼女が私を大切に思っていたのと同じように。

The midst of grief

Hanneke Hagenaars, nurse

11

悲しみのなかで

脳出血／臓器提供

ハネク・ハーヘナーズ
（看護師）

その男性は仕事中にとつぜん気分が悪くなり、そのまま意識を失った。救急車で搬送されるあいだに人工呼吸が施されたが、病院に到着したあと、容体は急激に悪化していった。重度の脳出血だった。数時間後、彼の脳の機能が完全に停止したことが確認された。医師たちは治療をやめ、彼の奥さんと10代の子どもたちを呼び出すと、もはや回復の見込みはなく、これ以上の治療は無駄だと伝えた。

医師たちは、その男性がドナー登録をしているかを調べたが、国内のデータベースに彼の情報は見当たらなかった。

そこで医師たちは、おそるおそる奥さんにこう尋ねた。これまでに臓器提供について話し合ったことはありますか、と。

まだ若く、健康な男性だったので、臓器の大半は役に立つはずだ。奥さんは、移植できる臓器はすべて提供すると言ってくれた。私に呼び出しがかかったのは、そのあとだった。

病院に駆けつけ、集中治療室のドアを開けると、その男性の奥さんとお姉さんとふたりの子どもの姿があった。

みんな、不思議なほど落ち着いていたのを覚えている。私は子どもたちを含めた全員の前で、ゆっくりと、臓器提供がどういうものかを細かく説明した。私はすでに、彼らが置かれている状況も、彼らが知りたがっている情報も把握していた。

全員が真剣な顔をして私の話を聞いてくれた。その間、医師たちは脳死判定の検査を行っていた。数時間に及ぶ検査が終わると、医師たちは遺族のところにやってきてお悔やみの言葉を述べ、正式な死亡時刻を伝えた。

あのとき自分が口にした言葉は、いまでもよく覚えている。

「お父さんのことは、あとは私たちに任せてください」

手術のあいだ、奥さんはずっと病院に残っていた。5時間がたち、彼の最後の臓器が取り出されるまで、彼女はその場を離れようとしなかった。それから6週間後、私はその奥さんに電話をかけた。私はいつも、愛する人の身体がどこにたどり着いたかを遺族に伝えることにしている。

私の話を聞いた奥さんは、よかったら家に来てほしいと言った。私はすぐに彼女のもとに向かった。気づけば私は、ほとんど知らない人の家のリビングで1枚の写真を眺めていた。彼女の夫がまだ元気だったときの写真だ。それまでは、医療機器から伸びる何本ものチューブにつながれたまま、病院のベッドの上で静かに横たわる姿しか見たことがなかった。


奥さんは、なぜ自分がためらうことなく臓器提供に同意したのかを教えてくれた。

実は、ふたりはよく臓器移植について話し合っていたという。

臓器を提供するという行為は、夫の性格や人生観にぴったりだったと彼女は言った。いつも他人のために何かをする人だったが、たまたまドナー登録の申込書に名前を書く機会がなかったようだ。

私は奥さんにこう伝えた。あなたの旦那さんの腎臓と心臓と肝臓と膵臓《すいぞう》のおかげで、5人もの人がふつうの人生を送れるようになったのだ、と。

彼女は声をあげて泣きはじめた。

私は毎年、この地区にあるさまざまな病院に足を運び、何度も同じような状況に遭遇する。当然、遺族との会話があっさり終わることはほとんどなく、感情のぶつけ合いに発展することも多い。

でもときに、ひときわ印象的で、私の頭から離れなくなる遺族がいる。あの奥さんもそのひとりだった。私は彼女のことをほとんど何も知らない。彼女の人生でおそらく最もつらい時期の、ほんの数週間をともに過ごしただけだ。

しかし、そのわずかな期間に、私たちはとても親しくなった。

あるとき彼女は、私が集中治療室のドアを開けたときのことを振り返ってこう言った。

「あの瞬間、ハネクが私たちの人生に入ってきたのよ」

私にとっては、この言葉がすべてだ。初めて会った日、彼女は私のことを心から信頼してくれた。夫に先立たれ、ふたりの子どもとともに残されるという人生で最もつらい状況に置かれながら、私の言葉に真剣に耳を傾けてくれたのだ。

私は驚くと同時に、自分の仕事の意義をはっきりと理解した。

「あなたの愛する人は、最後に誰かの役に立つことができます」と伝えれば、深い悲しみのなかにいる人になぐさめを与えられる。

私の仕事は、患者の人生を少しでも充実したかたちで終わらせることだ。それによって救われる人がおおぜいいると、あの奥さんが教えてくれた。

12

ボトルキャップ

鼠径ヘルニア

マーク・シェルティンガ
（血管外科医）

ロッテルダム近郊に住んでいたその男性は、アイントホーフェンまでの1時間のドライブ中にとつぜん激痛に襲われた。あまりの痛みに、車から降りて助けを求めるまでに長い時間がかかった。

足を引きずった彼が、私の病院に手術を受けに来るきっかけとなったできごとだ。憔悴《しょうすい》し、苦痛にもだえる彼の姿は、見るに忍びないものだった。

「ねえ……先生」と、自分の鼠径部《そけいぶ》を指さしながら彼は言った。「寝ても覚めても、5、6個のボトルキャップをねじこまれてるような気分です」

3年間ずっと、彼はその痛みを抱えたまま過ごした。何人もの医師に診てもらっても、「その痛みと一生付き合っていくしかない」と告げられるばかりだった。耐えがたい苦痛は、彼の気力を奪いつづけた。仕事もできないので、障害保険をもらって生計を立てるしかない。

初めて私と会った日、すでに限界を迎えていた彼はこう言った。「これがずっと続くというのなら……ぼくはもう、降ります」

すべての始まりは鼠径ヘルニアだった。

最初のうちは、手術は問題なく終わったように思えた。人工の小さなメッシュシートで筋膜にあいた穴を覆う手術だ。

方法としては、まず患部にメッシュ状のプラスチックをあてがう。すると、やがて瘢痕《はんこん》組織が形成され、穴とその周囲がメッシュで補強される。

非常に信頼できる術式だし、ほとんどの場合はこれで治る。しかし最近では、この「メッシュ法」は、患者の身体に悪影響を与える可能性があると言われている。非常にまれにではあるが、手術をした部位に慢性的な痛みが生じる場合があるのだ。

でも、彼がおぼつかない足取りで私のオフィスを訪ねてきたあの日、そういう危険については まだ明らかになっていなかった。

彼を診察した外科医は、超音波とＭＲＩを使って検査を行った。どちらも異常は見られなかった。

医師たちは、痛みとうまく付き合っていくしかないと彼に伝え、疼痛《とうつう》管理の専門家を紹介した。でも、彼の苦痛がやわらぐことはなかった。この種の痛みは、薬ではどうにもならない場合が多いのだ。

彼にはすでに、どうすればいいかがわかっていた。「メッシュを取り出してください」と、彼は医師たちに訴えつづけた。

しかし、手当たりしだいに声をかけても、彼の頼みを真剣に聞いてくれる人はいなかった。


彼がうちの病院にやってきたのはそのころだった。彼のかかりつけ医が、腹膜の専門家である私たちのことを知り、紹介状を書いたようだ。

検査をしたところ、彼の言い分は間違っていないとわかった。「鼠径部にボトルキャップをねじこまれているような気分」の原因は、1枚の薄いメッシュシートだったのだ。

私はすぐに親しい外科医たちに電話をかけた。しかし、メッシュを取り出す手術をしたことがある者はひとりもいなかった。

「メッシュを入れるなら何も問題はない。だが、取り出すなんて聞いたことがない」と誰もが驚いていた。

結局、前代未聞の手術を引き受けてくれる物好きは見つからなかった。
私はいよいよ腹を決めた――だったら自分でやってやろう、と。

彼にそう伝えた瞬間のことは、いまでもよく覚えている。彼は、私の前で泣き崩れた。大柄で強面《こわもて》の男が、1枚の薄いプラスチックに心を折られたかと思えば、ようやく自分を信じてくれる医師に出会い、今度は大粒の涙を流したのだ。

私はあのときはっきりと悟った。医師は患者の言葉にどこまでも真摯に耳を傾けなければならないのだ、と。

患者が自分で下した診断は、99%正しいといっても過言ではない。私たちに必要なのは、きちんとアンテナを張ることだけだ。


あの日の手術は、私にとっても初めての体験だった。メッシュの周囲にはすでにしっかりと瘢痕組織が形成されていた。

体内にさらなる損傷を与えることなくメッシュを切り取るのは至難の業だ。

しかし、手術は無事に成功した。6週間後、経過観察のために病院にやってきた彼は、もう足を引きずってはいなかった。表情は明るく、生命力に満ちていて、それまでとはまるで別人だった。

痛みは完全に消え去り、ようやく人生を楽しむ権利を取り戻したのだ。


でも、彼が手にした幸せは、ほどなくして不満に取って代わられた。なぜこんなに時間がかかったのか、もっと早くこうしてくれてもよかったじゃないか、どうしてあんなに苦しい思いをして3年間を無駄にしなければならなかったのか……。

実際、彼の言うとおりだ。あの男性は、周囲の人々の〝無関心〟の被害者だった。

医師は、患者に対して何をすればいいかわからないとき、その答えを知っている人を見つけなければならない。

最初からそうしていれば、彼があれほど長く苦しむことはなかったはずだ。


あの忍耐強いロッテルダムの男性は、大事なことを教えてくれた。

私たちは常に**「踏みならされた道を外れる覚悟をもたなければならない」**ということだ。

最終的に患者の容体がよくなるのが明らかであれば、なおさら未知の治療に手を出すことも必要だろう。

そうするだけの正当な理由があれば、常識に逆らったって何も問題はないのだから。

Erik Wehrens, tropical doctor-in-training

13

かくれんぼ

脳マラリア

エリック・ヴェーレンス
（熱帯研修医）

その少年は、母親に抱き抱えられて病院に来たときにはすでに重篤な状態だった。

私が最初に目にしたのは、意識を失い、ベッドの上で発作をくり返す彼の姿だ。呼吸は荒く、苦しげだった。

私たちはすぐに「脳マラリア」だと診断を下した。この病気はマラリアのなかでもとくに危険性が高く、助かる見込みはほとんどない。

まだ6歳だったその少年は、南スーダンに生まれたほかの多くの子どもたちと同じように、大人になる前にその生涯を終えようとしていた。

私が働く避難民キャンプにはおびただしい数の人がいる。激しい内戦で家を失った12万人近くの哀れな避難民が、何年も前からこの国境の街ベンティウで暮らしているのだ。

環境は劣悪としか言いようがない。誰もがトタン製のプレハブに住んでいるうえ、四方を湿地に囲まれている。つまり、途方もない数の蚊がマラリアを運んでやってくるというわけだ。

国境なき医師団によって設立された私たちの病院では、患者の大半は子どもだ。病院は150床のベッドと手術室を備え、救急外来と小児科、栄養失調を起こした人のための療養所まであるが、私たちがどれだけベストを尽くしても、子どもたちは毎週のように亡くなっていく。

私はその少年の治療を担当した。しかし、夜は同僚と交代しながら4日間にわたって付き添ったものの、彼はベッドに横たわったまま目を覚まさなかった。

私たちは、少年に抗マラリア薬と抗生物質を投与し、流動食を注入した。彼の身体が自力で損傷を修復できるようになるまで、なんとかもたせたい――その一心だった。ほかの医師たちもみな少年のことを気にかけていて、彼の容体を報告し合うのが日課になっていた。

でも、誰もが心のなかでは最悪の事態を恐れていた。それに、もし命が助かったとしても、合併症が引き起こされる可能性が高かった。このような悪性のマラリアから生還した子どもは、聴覚や視覚を失ったり、身体に麻痺《まひ》を負ったり、脳に損傷が残ったりすることが少なくない。

しかし、まもなく状況が好転しはじめた。少年はまず痛みに、続いて私たちの声に反応するようになった。

そしてその24時間後、ついに彼は目を覚ました。身体を起こして、食事と会話ができるようにもなった。

病院に運ばれてからちょうど1週間後には、彼はまた元気に走り回り、ベッドの下にもぐってかくれんぼをしたり、廊下でサッカーボールを蹴ったりして遊んでいた。

以前の姿に戻った少年を見て、私たちは心から安堵《あんど》した。

以来、深刻な症状を抱えた子どものベッドの前に立つとき、私は必ずその少年のことを思い返す。

避難民キャンプではさまざまなことが起こるが、その多くは悲しく、救いのない話だ。

それでも私たちが希望を失わず、日々の仕事を続けられるのは、「ひとりの少年が奇跡的な回復を遂げた」というような、明るい物語があるおかげなのだ。

私たちとともに働く南スーダンの医師や看護師たちは、そういう物語を何よりも必要としている。

私やほかの研修医は、6か月の研修を終えたら自分の家に帰る予定だが、彼らはこれからもこの地で苦しみと闘いつづける。

彼らが何より必要としているのは、自分たちにも患者を死の淵《ふち》から救えるという「実感」なのだ。

「最初から、この子はきっと助かるって信じてました」

少年が回復したあと、彼の母親は私にそう言った。

実際、彼を病院に連れてきたのはほかならぬ彼女だ。彼女の言葉は、この地に暮らす人々の精神力の強さを端的に表している。

私たちは争いの渦中にいて、キャンプの外では凄惨《せいさん》な戦いがくり広げられている。でも、ここの住人はけっして弱音を吐いたりしない。多くの人が胸の内に苦しみを抱えているのは明らかだが、それでも前を向き、少しでもよい人生を送ろうと努めているのだ。

彼らは教会を建て、市場をつくり、いたるところでサッカーを楽しんでいる。**日の前の現実がどれほど厳しくても、彼らはこれからも希望を抱きつづけるだろう。**希望をもたない人生がどれほどみじめなものか、よくわかっているからだ。

あの少年がその後どうなったかはわからない。

退院を迎えた日、彼はいたって健康で、幸せそうだった。もう病院に戻ってくる理由はなかった。

病院を飛び出した彼は、どこかにある小さなプレハブで以前と同じ生活をふたたび始めるために、そのまま避難民キャンプの人波に消えていった。

あの少年がいまも元気に走り回り、友達とかくれんぼやサッカーをして遊んでいることを願うばかりだ。

Heart of stone

Wilco Peul, neurologist

14

石の心

暴行

ウィルコ・ペウル
（神経内科医）

当時19歳の学生だったピーターは、ある夜、駅で数人の暴漢に襲われ、警棒でめった打ちにされた。

病院に運ばれてきたとき、彼は深い昏睡状態にあった。私たちはすぐに治療を施し、その後も数回にわたって手術を行った。厳しい状態だったが、なんとか彼の命をつなごうと必死だった。

結果的に、私たちの努力は実を結んだ。彼は最初の数か月間は集中治療室に入ったものの、1年後には回復し、無事に家に帰ることができた。ピーターは私たちにとても感謝していた。ウェブサイトを立ち上げて、自分の体験を人々に語ってくれたほどだ。

ピーターは海沿いのゼーラント州にある自宅に帰り、ふたたび両親と暮らしはじめた。

その後はもう、彼から連絡をもらうことはなかった。私は毎年、脳に外傷を負った患者を何十人も治療しているが、退院した患者がどういう人生を送っているかまでは知らなかった。

患者が無事に退院した場合、私が最後に彼らの姿を目にするのは、病院の門を出ていく瞬間だ。退院後に彼らがなんらかの不調を感じたとしても、今度はリハビリ施設や介護施設に移される。

でも私は、そうした施設に足を運んだことは一度もなかった。

4年前、私は初めてリハビリ施設を訪問し、かつての患者たちとふたたび顔を合わせた。その日、私は言葉にできないほどの衝撃を受けた。**私の元患者はみな、重い障害を抱えているか、著しく知能が低下していた**のだ。

「自分ははたして、彼らをこんなふうにするために治療を施したのだろうか?」と私は自問した。

そして、〝人間性〟とは何か、〝幸福〟とは何かを考えた。ひとたび脳に損傷を負うと、人はこんなにも弱い存在になってしまうのだ。

それまで、自分やほかの医師が行っていることが正しいかどうかなんて考えたこともなかった。

私たちは、患者のためにできるかぎりのことをする。でも、「治せるから治す」ことが本当に正しいといえるのか、私は確信がもてなくなった。


その後、私の人生は大きく変わりはじめた。

あるとき、私が教えている医学生のひとりが**「脳の手術を受けた患者は、退院後に充実した人生を送れているのか」**というテーマについて調べたいと言ったので、私たちは数年かけて、かつての患者たちのインタビューを行うことにした。

先日、ゼーラント州に足を運んでピーターと再会したのもそのためだ。4年前、退院したときのピーターの元気な姿を覚えていた私たちは、彼がいまも幸せに過ごしているとばかり思っていた。

しかし、その予想はみごとに裏切られた。

ピーターは、てんかん発作に苦しんでいた。手術から4年がたつのに、IQが入院前の数値に戻ることはなく、記憶障害にも悩まされていた。何度勉強に取り組んでみてもうまくいかず、結婚するどころか恋人もつくれずにいた。

私たちはかなりのショックを受けた。帰りの車のなかでは、30分間、誰も言葉を発しなかったほどだ。

でも、途中で渋滞に巻きこまれたおかげで、私たちはゆっくり話し合うことができた。誰もがずっと、「自分たちはピーターに奇跡を起こした」と信じていた。

しかしその奇跡は、一瞬のうちに幻となって消えてしまった。


ピーターのおかげで、「患者のその後」について調べる意義が明らかになった。私たちはいま、ほかの病院と協力しながらこの研究を進めている。

すべての患者に手術を施すべきなのか、それとも、患者によってはもっと軽い治療にとどめるべきなのか——患者や患者の家族へのインタビューを続けながら、いつの日かこの問いの答えを見つけるのが私たちの目標だ。

そうすれば、患者にもっと適切なアドバイスができるし、治療がプラスに働く患者とそうでない患者を見分けられるようになる。

私たちの意思決定のプロセスも、ずっといいものになるかもしれない。


ピーターとの再会を経て、私の人生はまったく違うものになった。医師としての考え方だけでなく、人生観そのものが変わったのだ。

同時に、自分がどれほどひどい医師だったかを思い知らされた。仕事中の私は、わずらわしい感情をどこかに追いやることで、けっして傷つかない、何も感じない人間になっていた。

長いあいだ、私は〝石の心〟で仕事をしていた。でもピーターのおかげで、前よりもずっと患者に共感できるようになったと思う。

15

地下室

薬物中毒／安楽死

ハンス・ファン・ダム
（看護師）

ある月曜日、いつものように夫がブリッジに出かける日の夜、ドリーンは過剰摂取《オーバードース》で自殺を図った。助かったのはまさに奇跡だった。

そのころ、ちょうど風邪がはやっていて、夫のブリッジ仲間の何人かが体調を崩して自宅から出てこられなかったおかげだ。

ブリッジが中止になり、予定より早く帰宅した夫は、妻が倒れているのに気づいて救急車を呼んだ。そして彼女は、私が看護師長を務める神経科に入院することになった。

ドリーンは、ふたりの子どもがいる30代半ばの女性だった。あれからもう30年がたつが、初めて彼女と向き合ったときのことは、まるで昨日のようにはっきりと覚えている。

ドリーンは鋭い目で私を見つめてきた。でも同時に、その視線は私を通り抜けて何か別のものをとらえているようにも思えた。私たちが話しかけても、何も答えてくれなかった。彼女を診た神経内科医はこう言った。精神疾患の症状は見られないので、個人的、あるいは家庭的な問題を抱えているのだろう、と。

でもやがて、ドリーンと私のあいだには、少しずつ信頼のようなものが芽生えていった。ある日、「個人的に話がしたい」とドリーンに言われたので、私は彼女を小さな診察室に案内した。

ドリーンは床をじっと見つめながら、自分がどれほどみじめな思いをしているかを語った。長い沈黙のあと、私は思わずこんな言葉を口にしていた。

「ドリーン……私は別に、きみがもう一度自殺を試みるのを止めるつもりはない」

私の言葉は、解体工事用の鉄球のように沈黙を砕いた。ドリーンは目を見開いて私を見ると、まくしたてるようにこう問い詰めてきた。

「ねえ、いまなんて言ったの？　それって……私じゃなくて、あなたたちが望んでることじゃないの？」

彼女は頭のいい女性だった。自分がまた「人生を終わらせたい」と言ったらどうなるか、よくわかっていたのだ。おそらく次は施設に入れられ、強制的に治療を受けさせられる。だからドリーンは本音を口にしなかった。

私はこのとき、彼女の精神が非常に不安定になっていることに気がついた。そして、その状態から抜け出すまでは本当の気持ちを話してくれないだろうと直感的に理解した。

彼女の主治医の許可を得て、私は退院後もドリーンと連絡をとりつづけた。

時がたつにつれて、ドリーンは少しずつ自分のことを話してくれるようになった。彼女を日々苦しめている、ありとあらゆるものごとについてだ。

ドリーンは、他人をまったく信用できないうえに、並外れて敏感で傷つきやすい女性だった。

出会ってから2年がたったころ、彼女はドストエフスキーの『地下室の手記』を私に手渡してきた。なかなか意味深長なプレゼントだった。私たちの交流には、まさにドストエフスキーの小説のような趣があったからだ。

ドリーンは、彼女が暮らす〝地下室〟を私に見せてくれたのだ。

そうした関係が4年ほど続いたころ、ドリーンのようすがおかしくなりはじめた。遅かれ早かれ、彼女はもう一度自殺を図るだろう――私は薄々そう感じていた。

一度だけ、ドリーンにそのつもりかどうかを尋ねたことがある。するかもしれない、と彼女は答えた。

私は、彼女の主治医にだけはドリーンの言葉を伝えたが、その医師はとくに何もしてくれなかった。何かをしたところで無駄だと思ったのだろう。

そして、ある日の朝、私は彼女の夫から電話をもらった。前の晩、ドリーンがおぞましい方法で自らの命を絶ったという知らせだった。発見したのは13歳の娘だったようだ。

ドリーンは人生の教訓を与えてくれた。それは、「**出過ぎたまねをしてはならない**」ということだ。

医療従事者はいつでも、崖っぷちにいる人をこちら側に引き戻すことだけを考える。でも、それはただの傲慢だ。他人の人生において、私たちは単なるゲストにすぎないのだから。医師や看護師は、そのことを念頭に置いてふるまうべきだ。

絶望的な状況に置かれている人が何より求めているのは、誰かに理解してもらうことだ。まずはその願いをかなえてから、慎重に、しかしはっきりと、「自分はあなたの助けになれる」と伝えることが私たちの仕事なのだ。

相手の気持ちを楽にする方法はそれしかない。ドリーンが命を絶った日以来、私はよい聞き手になろうと努めてきた。自分の話を誰にも聞いてもらえない人は、耐えがたい孤独を感じてしまうと知ったからだ。

ドリーンが凄惨な死を遂げたことで、自殺幇助《ほうじょ》に対する見方も変わった。

私はいまではこう考えている。もし、これ以上生きていくのが難しいと本気で思っている人がいたら、その人にはせめて安らかな最期を迎える権利を与えるべきだ、と。

もう少しがんばってみようか、それとも穏やかな死を選ぼうか――そういう選択肢があれば、苦しみのなかにいる人にも心の余裕ができる。

たとえ死ぬこと以外に道がなかったとしても、人はけっして、あの若い母親のような最期を迎えてはならない。

いまでも私の家の本棚には、表紙に〝ドリーンより〟と書かれたあの本が置いてある。

Daughter

Piet Leroy, paediatrician

16

娘

急性肺炎

ピート・リロイ
（小児科医）

母の日のことだった。いちばん下の娘がとつぜん体調を崩してしまった。

最初はただの風邪だと思ったが、日を追うごとに症状は悪化する一方だった。まだ3歳にもなっていなかった娘は、高熱を出し、咳《せ》きこみ、苦しそうにぜえぜえと息をしていた。

金曜日になると、容体があまりに悪くなっていたので、私は救急外来の同僚に電話をかけた。

診断の結果、急性肺炎だとわかった。肺には膿《うみ》が溜《た》まっていて、血圧も異常値を示していた。肺炎の典型的な症状だ。いつもなら気づくはずなのに、私は自分の娘の症状を見落としたのだ。

医師として長年働いてきたが、そんなことは初めてだった。もしそれがほかの子どもだったら、私はすぐに肺炎を疑い、自分の仮説を裏づけるためにほかの症状の有無を確かめただろう。

でもあのときは、自分を安心させることしか考えていなかった。

娘は、私が働く病院の小児集中治療室に入れられることになった。私はもはや医師ではなく、ひとりの父親だった。病室にいるときも、いつものようにベッドの足元に立つのではなく、娘の横に腰を下ろしていた。

ふだんとまったく違うことをしながら、私は多くのことを理解した。医師の立場からすると、病気そのものは単なるスタート地点にすぎない。

多くの医師は、病気について考えをめぐらせたり、患者とコミュニケーションをとったりするのが仕事だと考えている。問題を分析し、その後の経過を予測し、どんな治療を行うかを決めるのが自分の役目だと。医師はみな、可能なかぎり多くの情報を提供することに力を注いでいる。

ところが、**患者の親が望んでいるのはまったく別のこと**なのだ。親はみな、不安にさいなまれている。自分の子どもは無事に回復するのか、後遺症はないか、自分が何かを見落としたせいでこうなったのか……。

あのとき、私を助けてくれたのは、正しい情報を伝えるだけでなく、私の感情を汲《く》みとり、そっと寄り添ってくれた医師や看護師たちだった。

あのときの体験は、その後の仕事に大きく影響することになった。

私はいま、患者の親と話をするとき、それまでとはまったく違ったアプローチをとっている。医師が理詰めで話をしたとしても、親たちは耳を傾けてはくれない。

だから私は、**まず時間をかけて彼らのことを知るようにしている。仕事や趣味のこと、家族生活のこと、そして彼らが何を恐れているかについて。**

そうした話をすれば、親たちは少しずつ私を信頼し、心を開いてくれる。コミュニケーションが円滑になり、私の言葉は彼らの耳に届くようになるのだ。

娘は数回にわたって手術を受けた。同じような症例は何度も見てきたし、たいていの場合は無事に回復するとわかっていた。だから、今回もきっと大丈夫だ、心配はいらないと、必死に自分に言い聞かせた。

しかし、入院から1週間後、深刻な合併症が見つかった。スキャンをしたところ、肺と心臓のあいだにも新たな炎症が見られたのだ。

そのとき初めて、同僚の瞳に不安の色が宿った。重苦しい空気は一日中続き、その間ずっと、誰もが暗澹《あんたん》とした気持ちで仕事にあたっていた。

結果的に、娘は無事に回復した。でも、あのとき感じた恐怖は、いまだに何度も私に襲いかかってくる。

私の心のなかでは、娘が寝ていた病室とあの日のできごとは固く結びついてしまった。娘が退院したあと、私は一介の小児科医に戻ったし、あの病室には何人もの子どもたちが入ったり出たりをくり返している。

それでも、あの部屋に一歩足を踏み入れるたびに、私の頭にはあのときの恐怖が鮮やかによみがえってくるのだ。

子どもの患者が深刻な病気から回復した場合、私たち医師はおおいに喜び、患者の親が感じていた不安や恐怖のことを忘れてしまう。ほっと胸をなで下ろし、ひとしきり肩を叩《たた》き合ってから、すぐに次の患者のもとに向かう——それが医師の日常だ。

でも、いまならわかる。親が感じた絶望は、簡単には消えないのだと。

わが子を失うかもしれない恐怖、眠れない夜、家庭での絶え間ない口論……。親にのしかかるストレスは、さまざまなかたちで後遺症となりかねない。

だから私はいま、患者の親にこう伝えるようにしている。

「しばらくはつらい思いをするかもしれません。でも、時間をかければきっとよくなります」

自分の娘が病気になったことで、患者の親の気持ちがよくわかった。おかげで、前よりもいい医師になれたと思っている。

Mother

Paula Groenendijk, nurse

17

母親

子宮頸がん／安楽死

パウラ・フルーネンダイク
（看護師）

彼女は、活発で魅力的な20代後半の女性だった。夜遊びが好きで、流行に敏感で、休暇になると旅行に出かけて……まさに人生の最盛期にいた。

しかし、そうした日々はとつぜん終わりを迎える。ある日、彼女は末期の子宮頸《けい》がんだと宣告された。もはや治す手立てはなく、痛みを多少やわらげる以上のことはできなかった。

私の働く病院に入院していた彼女は、ある夜、私に向かってこんなことを言ってきた。

「ねえ、パウラ。こんなのもう耐えられない」

彼女の腹部と両足は薬の影響で腫れ上がり、表情には苦痛と憔悴の色がはっきりと見てとれた。

彼女はこう続けた。「人生でいちばんすてきな時期のはずなのに、こうして弱っていくことしかできないなんて」

私は夜間のシフトに入ることが多い。昼間に比べ、夜は患者の本音を聞くことが増える。見舞い客が家に帰り、医師が病室を出ていき、静寂と暗闇が訪れると、患者は内省的になるものなのだ。

ある夜、女性は私に「安楽死させてほしい」と言ってきた。その日は真剣にはとりあわなかったのだが、翌日の夜も同じことを言われたので、私は彼女の主治医にそのことを伝えた。

でもその医師は、安楽死について彼女に説明したあと、まだその判断を下すつもりはないと言った。痛みを緩和する方法はまだ残っているし、あと数か月は容体も安定しているはずだ、と。

そう伝えると、彼女は憤慨した。

正直、彼女の気持ちもわからなくはなかった。私もかつては「患者は誰しも安楽死を遂げる権利をもつ」と考えていたからだ。

たとえ患者がまだ若かったとしても、例外にはならないと思っていた。看護師になって間もない20代前半のころ、私は医師とともに自殺幇助を行ったことがある。患者は末期症状に苦しむ若い女性だった。あのとき、同僚は誰ひとりとして手伝おうとはしてくれなかった。

その後も私は、安楽死はすべての患者に与えられた正当な権利だと思っていたし、医師が安楽死を拒んだときは少なからず腹を立てていた。

ところが最近になって、私の考えを大きく揺るがすできごとが起こった。

実はその2か月前、私の息子が心臓発作を起こし、この病院で治療を受けていた。入院中、私は言葉にならないほどの不安にさいなまれながら、ベッドサイドに腰を下ろして息子を見守った。

あの若い女性のベッドサイドには、2か月前の私と同じような顔をした母親の姿があった。私の息子とその母親の娘は同い年だった。

私の息子は無事に回復したが、その母親は娘にお別れを言わなければならない。

とはいえ、その女性の娘が「人生を終わらせたい」と望む気持ちは、私にも理解できた。結局のところ、それは彼女の人生であり、決定権は彼女自身にあるのだ。

でも、そのことを彼女の母親に伝えたとき、私はいろいろな意味で居心地が悪くなった。安楽死を決断するのが早すぎる、とその母親は声を荒らげた。そして、私の目を見据えてこう言ってきた。

「あなた……自分の子どもが同じ立場になったとして、同じことが言えるの？」

その言葉は、私の胸に深く突き刺さった。その母親の気持ちは痛いほどよくわかった。


最終的に、彼女の両親は娘を家に連れて帰った。そして数か月後、彼女は亡くなった。

あれ以来、私の若い患者への接し方はすっかり変わったように思う。

それまでずっと、患者の家族が患者に苦しい闘いを続けさせようとするのを見るたびに、私はなんともいえない苛立《いらだ》ちを覚えていた。

でも、いまは違う。自分の息子が病院に運びこまれたことで、患者の両親が感じる恐怖と、わが子の安楽死を認めたくない気持ちがよくわかったのだ。


安楽死は、強制的に最後のお別れをもたらすものだ。

私はいま、末期症状に苦しむ若い患者のケアをするときは、彼らが少しでも長く快適な時間を過ごせるよう力を注いでいる。ときどき病院の外に連れ出したり、栄養のある食事をとらせたり、できるかぎり痛みをやわらげたりして、患者が「早く死にたい」などと考えないようにするのだ。

わが子に別れを告げる覚悟ができていない親の気持ちも、若い患者の人生を終わらせたくないと思う医師の気持ちも、いまならよくわかる。

医師はみな、治療者《ヒーラー》としての信念をもっている。彼らにとって、自分の子どもと同じ、あるいはそれより若い患者に安楽死を施すことは、自らの信念に反する行為でもあるのだ。

安楽死は患者に与えられた正当な権利だが、患者の人生を終わらせたくないとき、医師にもそれを拒む権利があると私は思っている。

Cutting through the anger

Bart Fauser, gynaecologist

18

怒りを断ち切って

がん／不妊治療

バート・ファウザー（婦人科医）

その若い夫婦は、診断が下りるとすぐに私たちの病院にやってきた。夫ががんだとわかり、これから化学療法を受けることになったのだ、と奥さんは言った。治療によって、旦那さんの生殖機能が失われる可能性はおおいにある。ふたりの輝かしい未来は、目の前で音を立てて崩れはじめたところだった。

旦那さんは、自分の精子を冷凍保存することを検討していた。そうすれば自分と妻はいずれ子どもをもてるかもしれない、と彼は言った。

それからしばらくたったころ、彼らはふたたび私のもとを訪ねてきて、今度ははっきりと「不妊治療を受けさせてほしい」と頼んできた。

しかし、大きな問題があった。旦那さんはすでに、余命宣告を受けていたのだ。結局、化学療法ではどうすることもできず、彼のがんはステージⅣまで進行していた。
彼らの願いを聞き入れるべきかどうか、私には判断できなかった。この奥さんが自分の決断に最後まで責任をもてる保証はない。そもそも、実の父親と一度も触れ合えない子どもを世に生み出すのが正しいことなのだろうか？

いくら考えても私ひとりでは結論を出せなかったので、毎月開催される協議会でその議題をとり上げることにした。

その協議会では、さまざまな分野の専門家たちが集まり、こうした複雑な問題について話し合う。結論が出るまでに時間はかからなかった。「少なくとも現時点では、そのような治療を施すのは賢明ではない」ということだった。

後日、私は夫婦にはっきりと伝えた。「残念ですが、うちで不妊治療はできません」。そのときの彼らの反応は、いまも忘れられない。ふたりは手のひらを返したように冷たく、よそよそしくなった。

私は彼らに説明した。医師は自分の治療に責任をもたなければならない、だから治療にかかわる決断について口を出す権利があるのだ、と。そして最後に、治療を引き受けてくれるほかの病院を探すのは自由だともつけ加えた。

3年後、その奥さんは自分の父親を連れてふたたび私の病院にやってきた。私に断られたあと、ふたりは治療をしてくれる別の病院を見つけたようだ。でも、不妊治療を始めた直後に旦那さんが亡くなり、そのまま中断していたという。

彼女は言った。「あのときは、あなたへの怒りでどうにかなりそうでした。でもようやく気持ちが落ち着いたので、もう一度あなたに会いに来たんです。今度こそ、私の望みをかなえてもらうために」

夫を亡くしたあと、彼女は新しいパートナーを見つけることなく、ひとりで堅実な暮らしを送っていた。そしてついに、信頼できる後ろ盾になる父親を連れて私のもとに戻ってきたのだ。

今度は、私は不妊治療に反対しなかった。独り身の女性が子どもをもってはいけないという決まりはないし、彼女の夫は自分の死後に妻が精子を使うことに同意していた。それに、若くして数々の悲しみを耐え抜いた奥さんの強さに、私は感動すら覚えていた。

私はすぐに、彼女の治療の手はずを整えた。

しかし、それから少したったころ、彼女の体外受精を行う予定の病院から私に連絡があった。患者がまだこちらに来ていない、ということだった。

私はすぐに彼女に電話をかけ、事情を尋ねてみた。

「いろいろ考えてみたんですが、やっぱり彼の子どもを産むのはあきらめます」と彼女は言った。

「3年前は、治療を受けないほうがいいというのはあなたの個人的な意見だと思ってました。でもいまになって、私もそう思うようになったんです」

そのとき初めて、私は人の生死にかかわる決断の難しさを思い知った。

最初に私が彼らの考えに反対したとき、彼女はそれを医師の〝独善〟だと思っていた。でも時間がたったことで、彼女はようやく「自分は本当に子どもを産みたいのだろうか?」と自問することができるようになった。

その3年間は、彼女に必要な〝まわり道〟だったのだ。

いまの時代、私たち医師は、患者とのコミュニケーションを通じて最良の治療法を見つけなければならない。

あの夫婦に対して私が最初にとった態度は、いささか冷たすぎたのだろう。私は彼らのためを思って必死に自分の考えを伝えようとしたのだが、結果的に彼らを怒らせてしまっただけだった。

あの奥さんが怒りを断ち切ってふたたび私のもとを訪れてくれたことで、私は自分の失敗に気づくことができた。

私はいまでも、自分が最初に下した決断が間違っていたとは思っていない。

でも、**自分の考えを一方的に伝える前に、彼らと信頼関係を築くべきだった。**

あれから私は、治療に関する決定を行うときは、まず患者としっかり話し合うようにしている。治療にかかわる全員が納得できる答えを見つけ出すために。

19 脱出

ドメスティック・バイオレンス

サンドラ・バイル
（かかりつけ医）

その女性は、夫と生まれたばかりの息子とともにイラクからオランダに逃げてきた。布でくるんだわが子を背負い、決死の思いで山を越えてきたのだ。

しばらく保護施設に身を置いたあと、彼らはロッテルダムの私の家の近くで新たな生活を始めた。その後、夫婦はさらにふたりの息子に恵まれた。

でも、彼女がようやく手にした平穏は、日々のできごとのせいで少しずつ損なわれていく。彼女はよく、漠然とした不調を訴えながら私の病院を訪ねてきた。

何度もそれがくり返されるうちに、私は根本的な原因をつきとめた。彼女は自宅で夫から虐待を受け、レイプされていたのだ。そのせいで心に深い傷を負い、羞恥心を覚えていた。

彼女は、夫が一方的にセックスを求めてくるときのようすを話してくれた。彼は、彼女を布で目隠しして行為に及ぶのが好きだったという。彼女はいつも、されるがままだった。そのせいで何度か妊娠し、一度だけ夫に黙って中絶の相談をしに来たこともあった。そのうえ、彼女の夫には被害妄想的な傾向があった。彼は妻が浮気をしていると思いこんでいて、母親を常に見張っておくよう息子たちに指示していたようだ。

その女性の治療にかかわった医師や看護師は、口をそろえてこう言った。こんなことを続けていてはいけない、夫から離れるべきだ、と。

でも、彼女の脳裏には恐ろしい記憶が刻まれていた。イラクにいる義理の兄が、〝名誉殺人〟の名のもとに自分の妻を殺害していたのだ。自分も同じ運命をたどるのではないか、と彼女は怯えていた。

彼女は3人の兄に連絡をとり、離婚のことを相談することにした。ふたりの兄はドイツ、ひとりはイラクに住んでいた。しかし、3人とも答えは同じだった。

「ぜったいにだめだ。どうしても離婚するというなら、子どもたちを置いたままイラクに戻る覚悟をすることだ」

もはや、どこにも逃げ場はなかった。

そうこうしているあいだも、彼女にのしかかるストレスは強まる一方だった。彼女の夫は、友人によくこんな冗談を飛ばしていた。

「うちの女房は役立たずさ。股を開けと言っても断りやがるんだから」

ときには、子どもたちの前でも同じことを言ったという。女性にとって……耐えがたい屈辱だ。

また、彼女のケアにあたっている医師や看護師のなかには、「家庭環境のひどさを考えると、子どもたちを離れたところに置くべきだ」と主張する人がいて、そのことも彼女のプレッシャーになっていた。

そのときすでに、多くの組織や団体がこの家族にかかわるようになり、それぞれが自分たちの示す道がベストだと信じていた。


私も、自分なりの意見を彼女に伝えつづけた。彼女は週に一度のペースで私のところに来ていたので、そのたびに行動を起こすよう説得した。ここはオランダだ、そんなふうに怯える必要はどこにもないのだ、と。

それでも、彼女の答えはいつも同じだった。「私にはできません」

あるとき私は、ロッテルダム市長のアハメド・アブタレブに個人的に電話をかけた。彼女の夫と話をしてほしかったからだ。結果的に、秘書にあしらわれて終わってしまったが。とにかく、誰もが彼女のために、彼女の立場になって考えようとした。でも結局のところ、私たちにはオランダ人的な考え方しかできない。

私は大事なことを見落としていた――離婚するとどうなるかを誰よりも理解しているのは彼女自身ではないか、ということだ。

最終的に、彼女は自分なりの解決策を見つけ出した。ドイツに住む兄たちをオランダに呼び、夫を交えて家族会議を開いたのだ。

最初、ふたりの兄は結婚生活を続けるべきだと考えていたが、彼女の説得を受け、やがて離婚に賛成する立場をとった。彼らが一家の代表として離婚を認めたので、彼女の名誉が傷つくことはなかった。

あの女性はいま、息子たちを育てながらオランダで暮らしている。彼女の夫には、妻から提示された条件を飲む以外に選択肢はなかった。ただし、ときどき子どもたちに会うことは認められたようだ。

あの女性が教えてくれたのは、**「他人の問題を常に解決できると思ってはならない」**ということだ。

ある人にとって何が正しいのかを決める権利は、私にはない。私はいま、社会的に弱い立場にある移民が集まる地区で働いているが、彼らの文化や背景のすべてを知っているわけではない。

あの女性の強さには本当に驚かされた。苦しい状況に置かれ、想像を絶するほどのストレスと痛みを感じ、心身ともに消耗していたにもかかわらず、気力と勇気をふるい起こして不幸のどん底から抜け出したのだから。

いまではもう、彼女が私を訪ねてくることはめったにない。

Mieke Kerkhof, gynaecologist

20

お人好し

強迫性パーソナリティ障害

ミーク・ケルクホフ
（婦人科医）

その女性の出産が終わると、私はすぐにお祝いの言葉を届けに彼女の自宅を訪れた。自分の患者が若くして母親になったときは、いつもそうするのだ。

でも、そうとは知らない彼女は、自分が特別扱いされていると思ったようだ。そのときはまだ、私は彼女の勘違いに気づいていなかった。

後日、彼女は自分の子どものフォトアルバムを私のところに持ってきて、こう言った。

「しばらく預かってておいてほしいんです。目を通したら、何か気の利いたメッセージを書いてくれませんか？」

あまりに個人的な頼みごとだったが、断るわけにもいかなかった。なにしろ、その女性は精神的に不安定で、うちの病院の専門外来で治療を受けていたのだから。

彼女にはパートナーがいなかったので、落ち着いたらすぐにまた働かなければならなかった。だから私は、彼女が仕事に復帰するときに、しばらくは個人的に私のところに通うよう伝えておいた。

しかし、彼女はそれを一種の〝VIP待遇〟だと勘違いしてしまった。あとになってわかったことだが、彼女はほかにもいろいろなことを勘違いしていたようだ。でも私は、それらの兆候に気づくことができなかった。すべては……あまりにゆっくりと進行していた。

やがてその女性は、私に宛てた手紙を病院の受付に置いていくようになった。「先生は私の2人目の母親です」と彼女は手紙に書いていた。そして、もっと仲を深めるためにお茶でもしに行かないか、と誘ってきた。

私が一線を引こうと決めたのはそのときだ。その後すぐに、病院の法務部にも相談したうえで、医師と患者が個人的に手紙をやりとりする関係を終わらせた。私は自分の代わりに男性の医師をあてがおうとしたが、彼女は断った。

そのころから、おびただしい量の匿名のメールが私のもとに届くようになった。メッセージにはどことなく性的なニュアンスが感じられ、送信元はどれも「shakespeare-in-loveto-be（恋に落ちたシェイクスピア）」というｈｏｔｍａｉｌのアドレスだった。

そしてメールの送り主は、私のことを何から何まで知っていた。私は、不安を通り越して恐怖を感じた。そのメールは1年ほど続き、私が警察に届け出ると言ったときにようやく収まった。

犯人の見当はつかなかったし、それが自分のかつての患者だなんて夢にも思っていなかった。

でもあるとき、あの女性の主治医である精神科医から連絡があり、最後に一度だけ彼女と話をしてもらえないか、と頼まれた。

話し合いのなかで、彼女は私のことをストーカーしていたと告白した。

彼女はその後、別の病院に移されることになった。私が致命的な失敗を犯してしまったのはそのときだった。私に大事な教訓を与えてくれた、ひどい失敗だ。

自分と同じ思いをする女性医師が出てこないように、私は彼女について警告しておくことにした。それは「患者の情報を第三者に話してはならない」というルールを破ることにほかならないが、それでも話しておくべきだと思ったのだ。

私は彼女の担当医に電話をかけたが、あいにく不在だったので、秘書に電話をつないでもらった。そして事情を説明し、彼女のケアは男性医師が担当したほうがいいと伝えた。ところが、あろうことかその秘書は、彼女本人を呼び出してその話をしてしまったのだ。私のかつての患者は激昂《げきこう》し、うちの病院に7件もの公式な苦情を申し立ててきた。彼女の長々とした非難の言葉は、いまでもよく覚えている。

結局、苦情のほとんどは不当ということで却下されたが、私が守秘義務を破ったことに関しては、彼女の言い分が正しいと判断された。

私はいま、医師の立場の難しさをよくわかっている。医師は誰しも、患者と親密な関係を築かなければならない。婦人科医であればなおさらだ。でも、どうやら私は、あの女性とのあいだに「間違った親密さ」を育んでしまったようだ。

もちろん、彼女をあのような行動に走らせたいちばんの原因は精神疾患だ。彼女は「強迫性パーソナリティ障害」を抱えていたのだから。

しかし、あの一連のできごとにおいては、私自身の問題を見過ごすことはできないだろう。私は……あまりにお人好《ひとよ》しだった。患者のために何かをしようとしすぎていた。

同僚にも、「きみは患者との距離が近すぎる」とよく言われる。仕事をしていると、自然にそうなってしまうのだ。

でも、あのできごとのおかげで、以前よりも毅然《きぜん》とした態度で患者と向き合えるようになった。

私の体験にはさまざまな教訓が詰まっている。だからよく、若い研修医たちにこの話をするようにしている。

「患者に尽くしなさい。ただし、一線を越えないように気をつけなさい」というメッセージを込めて。

第二部

感情

「人はどう思うか」への考えが変わったとき

私たちの仕事は、感情面で非常に大きな負担を強いられる。目の前で数々の悲劇がくり広げられるにもかかわらず、そのひとつひとつを悲しむ暇などないのだから。

そのため私たちは、理性を保ち、情緒を安定させるために、感情のスイッチをオフにしなければならない。

「30 クリスマス」より

Hester Oldenburg, breast-cancer surgeon

21 医師の論理

乳がん

ヘスター・オルデンバーグ
（乳がん専門医）

最初は私も、世の中の多くの患者と同じ行動をとった。無視したのだ。

でも、右胸の小さなしこりが少しずつ大きくなっていくにつれて、だんだん嫌な予感がつのっていった。数か月がたってから、ようやく私は同僚にそのことを打ち明けた。同僚は私の右胸に触れ、超音波を当て、バイオプシー［身体《からだ》の組織の一部を切除して顕微鏡で検査すること］を行った。

その後、病理医から電話がかかってきたときのことは、いまでもよく覚えている。私の診断結果はまたたく間に同僚たちのあいだに広まった。私たちのチームは、とにかく結束が固いのだ。

乳がん専門医の仲間が乳がんになったと知って、誰もが不安な気持ちになっていた。

私は自分の病院で手術を受けたいと言った。家族同然の仲間たちに治療をしてもらう――私の頭には、それ以外の選択肢はなかった。唯一の問題は、治療の細かな過程を私自身がよく知っていることだった。

治療の初日、私は医師ではなく患者として職場に向かった。なんだか奇妙な朝だった。ストレッチャーに乗せられて手術室に入ると、見慣れた顔ぶれが私を待っていた。

手術が無事に終わると、私は5週間の放射線治療を受けることになった。これも、私がよく自分の患者に行っていることだ。

でも、まもなく私は、この治療について大きな誤解をしていたと気づかされる。乳がんは基本的に、中年の女性によく見られる病気だ。この年代の女性たちは、仕事や家事に年老いた両親の世話といったさまざまなことに追われているので、入院の必要がない放射線治療を受けたがる。

私も例外ではなかった。

ところが、実際に治療が始まると、予想外の結果が待ち受けていた。放射線を当てられた皮膚が硬くなるにつれて、耐えがたい恐怖が襲ってきたのだ。

私の頭には、「こんな治療、もう終わらせて」という言葉しか浮かんでこなかった。私はそれまで、放射線治療はとても有効な方法だと思っていた。実際、大きな効果が見込めるし、統計的にも信頼できる治療法だ。

でも、私が築き上げてきた〝医師の論理〟は、一瞬にしてどこかに消え去ってしまった。

一連の治療が終わると、外科医と放射線技師が私の横に腰を下ろした。少しだけ話をしたあと、私は彼らに支えられながら治療室をあとにした。私の放射線治療は無事に終わり、その2週間後には職場に復帰することができた。

しかし、私はすぐに、自分のなかで大きな変化が起きているのに気がついた。患者と向き合ったときに、まるで鏡を見ているような気持ちになるのだ。

彼らは……私自身だった。彼らの物語はもはや人ごとではなくなっていた。あるとき、私はベルリンで開催される会合に参加した。世界中の数百人の医師が一堂に会し、乳がんについて議論する場だ。

私はその日、こう思わずにはいられなかった。

「この人たちは何もわかっていない」と。

会合のあと、私は3か月間の休暇をとることにした。

この先も医師を続けるためには、患者であることをやめなければならない。

それから6年後、経過観察中のスキャンで、私の身体にふたたび乳がんが見つかった。最初のときと同じ場所だったが、今度はかなり深いところにできていて、自分では気づかなかった。

同じ場所にもう一度放射線を当てることはできないので、外科手術を受けるしかない。私の乳房はいったん完全に切除され、それから再建されることになった。それはつまり、ドレーンとカテーテルをつながれたまま5日間入院することを意味した。

治療の初日は、痛みのあまりベッドに腰かけることさえできなかった。

私はいま、「治療が終わったあとの期間」について患者に詳しく説明している。

患者はみな、治療が終わったら平穏な日常に戻るのを待つだけだと思っているが、それは大きな間違いだ。その期間になってようやく、私たちは自分の身に起きたこと、あるいは起こってもおかしくなかったことを理解できるようになる。

私はそのときの気分を2回味わったが、2回とも私の予想をはるかに上回るほど恐ろしく、憂鬱なものだった。

そして世の中の多くの医師は、そんな期間があるなんて教えてはくれない。

「自分も乳がんになったことがある」と患者に話すことはめったにない。私の仕事は患者の話を聞くことであり、自分の話をすることではないのだから。

とはいえ、あのときの経験によって、私の医師としてのあり方はすっかり変わったように思う。**いまの私には、乳がんになった女性が感じる孤独も、恐怖も、不安も、よくわかる。**

それらはすべて、私が身をもって体験したことなのだ。

がんは誰の身体にできても不思議はなく、ひとたびできてしまうとなかなか完治しない。私の場合、自分が死ぬことはないとわかっていたものの、それでも気が休まることはなかった。

私たちは、ずっと健康でいられるわけではない。誰でもがんになる可能性があり、誰もがいずれ死を迎える。

あのとき初めて、私はそのことを実感した。ある意味、乳がんになったことで生まれ変わったといえるのかもしれない。

Irene Mathijssen, plastic surgeon

22

鏡の中

小児・頭部変形

イレーネ・マタイセン（形成外科医）

初めてケイティに会ったのは、彼女が7歳のときだった。

ケイティは生まれつき頭部が変形していて、顔の形状にも異常が見られた。ふつうの赤ちゃんの頭蓋骨は、脳の急激な成長に対応するためにいくつかのパーツに分かれている。でもケイティの頭蓋骨は、母親のお腹《なか》のなかにいるあいだに癒着していて、そのせいで脳の成長が妨げられていた。

眼窩《がんか》の容積は小さく、離れた位置にあった。上顎が後退しているせいで正常な呼吸もできない。

7歳の時点で、彼女はすでに数々の手術を受けていた。そして、あるときついに、顔を完全につくり変えるために私たちの病院にやってきたのだ。

私たちは、ケイティの顔の中心部を引っぱり出すことにした。形成手術でよく用いられる手法だ。額と眼窩とあごをふたつに切り離し、中央に寄せながら結合させ、同時に特殊な機器を使って前方に引っぱるのだ。

手術は無事に成功した。

「ほら、とってもかわいくなったでしょう?」私たちは彼女の新しい顔をほめちぎった。両親も、ケイティに向かってうれしそうに「お姉さんにそっくりになったわね」と言った。**手術のおかげでみんなが幸せな気持ちになっていた——ただひとり、ケイティ自身を除いては。**

鏡に映る「まったく知らない顔」を見て、ケイティは自分のアイデンティティを見失ってしまった。

また、整形したことで周囲の態度もすっかり変わった。みんなが以前より優しくなり、積極的に話しかけてくれるようになったのだ。

ケイティは鈍感な子ではなかったので、そうした変化にすぐに気がついた。自分がみんなと同じような顔になったからだろうか、と彼女は思った。

「じゃあ、私はみんなとまったく同じように生きなくちゃいけないの?」

ケイティのまわりで起こった変化はそれだけではない。おかしな話だが、見た目が変わったことで、世間はケイティを以前よりも賢い子どもだと見なすようになったのだ。彼女はそのことにひどく悩んでいた。

　ケイティは自分の悩みを誰にも悟られないよう努めたが、やがてケイティの母親が、娘が苦しんでいることに気づいて私たちに助けを求めてきた。

　そこで、私が勤める病院の医療ソーシャルワーカーと臨床心理士がケイティのカウンセリングを行うことにした。最終的にケイティの悩みは解決したのだが……この一連のできごとに、私たちはおおいに驚かされた。

　以来、私たちが子どもの患者と交わす会話は、それまでとまったく違ったものになった。ケイティの一件を経て、私たちは大事なことに気づかされた。

　子どもはみな、自分の外見に対する意識をもち、自分が他人の目にどう映っているかを理解している。

　だから私はいま、子どもに手術の説明をするときは、目を閉じるのが楽になるとか、呼吸や咀嚼《そしゃく》がしやすくなるとかといったことは伝えるが、手術によって「見た目がよくなる」とはぜったいに言わない。

また、臨床心理士にも同席してもらい、「手術を受けたあと、自分や自分のまわりにどんな変化が起こると思う?」と事前に聞いておく。そして、そのときにケイティの話をするのだ。

話を終えてから、最後にこう尋ねる。「手術のあと、あなたの見た目はすっかり変わります。それについてどう思いますか?」と。

ケイティとはいまも連絡をとっている。

少し前、彼女はクラスの友達の前で行ったスピーチの原稿を送ってくれた。そこには、彼女が置かれている状況、通っている病院のこと、どうしてもできないこと(たとえば前転)について記されていた。

ケイティはいまでは13歳だ。先日届いたメールには、こんなことが書かれていた。「どこに行っても他人からじろじろ見られる。みんな私のことを不思議な顔とか、変な顔って思ってるみたい」

ケイティはそのことを友達に相談した。するとその友達は、いわゆる「プチ整形」を勧めてくれたようだ。いっぺんに大きく顔を変えるのではなく、少しだけ変える。そうすれば、過去の嫌な体験をくり返さずにすむ。

そういうわけで、私は近いうちにもう一度ケイティの手術をする予定だ。

正直、子どもたちに「手術を受ければあなたはもっとかわいくなる」と伝えたくなる瞬間は何度もある。

でも結局のところ、それは私の主観でしかない。

あの7歳の女の子が教えてくれたのは、**「見た目のよしあしを判断するのは私ではない」**ということだ。患者と向き合うときは、常にそのことを念頭に置くようにしている。

Selma Mogendorff, general practitioner

23 戦争

認知症

セルマ・モーヘンドルフ
（かかりつけ医）

彼は、ほかに類を見ないタイプの患者だった。

身体が大きく、たくましく、いたって健康的な建設作業員だ。彼が診察の予約を入れるのは、膝を捻挫したときや、手をけがしたときぐらいだった。楽観的で、少し図々《ずうずう》しいところもあって、どこにいても存在感を放つ人だった。

「病気なんて、おとなしく寝てりゃ治るもんだ」とよく言っていた。「どうにもこうにもならなくなったら、そのときはあんたの出番だな」と。

仕事は自営業で、少なくとも70歳までは働いていたと思う。肉体労働はつらくないのか、足場に登るのは怖くないのか、と私が尋ねるたびに、彼はこう答えた。「まさか。おれはこの仕事を愛してるんだ」

それから、よく私に花束を持ってきてくれた。なかなかあんたの世話になれなくて悪いな、とでも言うように。

一度だけ、第二次大戦中にドイツに滞在したという話を彼から聞いたことがある。でも、詳しく話したそうには見えなかったので、私もそれ以上は尋ねなかった。

そんな彼もあるとき重度の認知症になり、私は定期的に彼の家を訪問することになった。頭のなかで、彼は若いころの自分に戻っていた。そしてそれは、抑えこまれていた過去の記憶が解放されたことを意味した。

窓辺に置かれた椅子に腰を下ろした80歳の老人は、何かとてつもない恐怖に襲われているかのように、いつも泣き叫んでいた。

「おお、神よ！　そんなはずはない！」

「それはもう人じゃない……ただの屍《しかばね》だ。どうか、どうかご慈悲を。どうすればいい……どうすればいい？」

もしかしたら、彼は強制収容所の工場で働かされていたのかもしれない。しかし、恐怖の原因は誰にもわからなかった。

あれから15年がたつが、彼の悲しげな泣き声はいまでもよく覚えている。訪問を終えて玄関のドアを出ると、ときどき悲痛な声が聞こえてきて……そのたびに胸が締めつけられるような気がしたものだ。その声には、心の奥底からわき上がってくる途方もない苦しみと悲しみが表れていた。それからたぶん……罪の意識も。

彼は明らかに、何かをしたがっていた。でも、何ができるのだろう？　当時まだ18歳の少年に、いったい何ができたのだろう？

もはや、彼とふつうの会話をするのは不可能だった。何かを尋ねてもまともな返事はなく、自分がどれほど怖い思いをしていて、どれほど苦しんでいるかを延々と聞かされるばかりだった。

彼の心の平穏を取り戻す唯一の手段は、彼がどんな過去に苦しめられているかをつきとめ、一緒にそれを乗り越えることだ。

でも、彼はすでに私の手の届かないところにいた。毎日のように〝戦争〟に出かけてしまうし、そうなると私にできることはない。

私は自分の無力さに打ちひしがれた。

彼の奥さんは、それまで一度も当時の話を聞いたことがなかったという。旅行でドイツに行ったときでさえ何も話してくれなかった、と彼女は言った。

彼はずっと、陽気な笑顔の裏に、つらい過去の記憶を封じこめていた。それはいわば、彼なりの「生き残り戦略」だった。しかし認知症になったことで、抑えこめなくなった過去の記憶が一気によみがえってしまったのだ。

ほんの少しでも手がかりがあれば、なんらかの手を使って苦しみの原因を調べられたかもしれない。でも、何もわからなかった。

おそらく彼はずっと、戦時中の体験を誰にも知られないよう隠しつづけてきたのだろう。

いまならわかるが、患者の本来の気質は表に出てこないこともある。目立った態度やふるまいの裏に、押し殺された強い感情が隠れていることも少なくないのだ。

たとえば、人を不快にさせる言動は、場合によっては不安や悲しみを隠している証拠と考えられる。

彼の一件を経て、私は患者の行動にいっそう注意するようになった。**患者が何か気になる行動をとったときは、一呼吸置いてこう自問するようにしている。**

「この人はどうしてこんなことをするんだろう?」と。

認知症を発症してから数か月後、彼は亡くなった。

よかった、というのが正直な気持ちだ。彼の最後の数か月がひどいものだったことは疑いようがない。ずっと昔に封じこめた記憶が、ある日とつぜん生々しくよみがえってきたのだから。

そのあいだに彼が味わった苦しみを想像すると、本当に胸が痛くなる。

Shadows

Peter de Leeuw, physician

24

影

胃穿孔／誤診

ペーター・デ・レオ
（内科医）

1977年のある晩のことだった。私はその日、休日出勤をしていた。医師になって3年目、病院の内外を問わずたくさんの患者を抱えていたころだ。

当時、研修医はろくに寝ないで三日三晩働くのがあたりまえだった。あのときもすでに丸24時間は働いていたと思う。

すべては私の経験不足と、溜《た》まりに溜まった疲労のせいで起こったことだった。

その女性は、年齢は60歳前後で、漠然とした不調を感じるということでしばらく前からうちの病院に入院していた。測定するたびに血液の酸性度が上がっていったが、理由はわからなかった。

私はひとまず、彼女の下腹部のレントゲンを撮ることにした。撮影を終え、看護師のひとりがレントゲン写真を持ってきたときのことは、いまでもよく覚えている。真夜中の薄暗い部屋で、私はくたくたに疲れていた。しかも、プライベートのことで不愉快な電話を終えた直後だったので、頭に血がのぼっていた。

レントゲン写真を見てみたものの、とくに異常があるようには思えなかった。

彼女はその夜のうちに亡くなった。

彼女の死を知らされたとき、私はただただ困惑した。なにしろ、レントゲン写真にはなんの異常も見られなかったのだから。

病理解剖の結果、死因は胃穿孔《せんこう》だとわかった。私はすぐにでも彼女に手術を受けさせるべきだったのだ。

私たちはレントゲン写真を再度点検することにした。胃に穴があいている場合、下腹部に少量の空気が溜まる。レントゲン写真に映らないはずがない。もう一度写真を調べてみると、溜まった空気とおぼしき影が見つかった。ぼんやりとしていたが、間違いない。

私は……取り返しのつかないミスを犯したのだ。いまなら、血液の酸性度が上昇するのを見れば、真っ先に胃腸疾患の可能性を疑うはずだ。でも当時はまだ、そこまでの知識も経験もなかった。

もちろん、先輩の医師に電話をかけるべきだったとは思うが、研修医からすれば、寝ている先輩に電話をかけて病院に呼び出すのは簡単なことではない。新人とはいえ、よほどのことがないかぎりは自力で対処しなければならなかったのだ。

この問題が公になることはなかった。

当時は「医師は失敗をしてはならない」という暗黙のルールがあったので、私のミスは上司たちによって内密に処理された。

私はひとりで罪を背負うことになった。あまりの情けなさに、同僚にさえ本当のことを話せなかった。

自分はまた失敗するのではないか――そう考えると怖くてしかたがなかった。しばらくは患者を診察できず、外来患者のレントゲンを撮るときは、最低でも2回は写真を細部まで点検した。

ようやく自信を取り戻したのは、長い時間がたってからだ。気づけば私は、以前の比にならないぐらい注意深い医師になっていた。

何年ものあいだ、私は自分の生活を二の次にして仕事に打ちこんだ。

一人前の内科医として認められ、家で電話を待つ立場になったあとも、後輩から電話があったときは万一の場合に備えてすぐに病院に駆けつけた。そのとき家で何をしていようが関係なかった。

そして幾度となく、あの夜かかってきた個人的な電話のことを思い返した。私の心のバランスを崩し、致命的なミスを犯させた、いまわしい電話のことを。


いまでは、どんな医師でもミスを犯すことがあるとわかっている。

あの夜のできごとのおかげで、私は研修医に対して寛大になれた。私はけっして彼らを頭ごなしにしかりつけたりはしない。新人だろうとベテランだろうと、ミスは誰にでも起こりえるのだ。

厳しすぎる指導は、若い医師たちの未来を壊してしまう危険がある。


あれからもう40年がたった。40年の歳月はたしかに心の傷を癒やしてくれたが、いまでも私は、折に触れて彼女のことを考える。

あの夜のできごとは、さながら亡霊のように私につきまとっている。生涯忘れられないであろう患者は何人もいるが、あの女性はそのなかでも抜きん出た存在だ。

私が犯したミスは最悪の結末をもたらした。この後悔の念は、これからもずっと消えることはないだろう。

Idie Pijnenburg, nurse

25 ある男性の声

声帯がん

イディ・パイネンバーグ
（看護師）

彼は数年間、私の働く施設で暮らしていた。とても引っこみ思案な60代の男性で、ストレスに弱く、感情表現が苦手だった。ときどき、溜まったフラストレーションが爆発してヒステリックに怒りはじめた。

彼の奥さんは、夫のそういうところが怖くなり、施設に入れることを決めたようだ。とはいえ彼は、私やほかのスタッフたちとはおおむねうまくやっていた。彼は個室をあてがわれていたし、日々の庭仕事にも精を出していた。

週末になると、奥さんがこちらに来るか、彼が自宅に帰るかして、ふたりで会う時間をつくっていた。

彼は自分が抱える最大の問題が何かわかっていて、それを自分なりに相手に伝えるすべも心得ていた。不機嫌そうに首を振り、口ごもりながら、彼はよくこう言った。

「私は……しゃべるのが苦手なんだ」

ある日、彼は喉の痛みを訴えはじめた。調べてみると、声帯に腫瘍ができているのがわかった。話すことを何よりも苦手としている男性が喉頭の腫瘍に苦しめられるとは、なんとも皮肉な話だ。

声帯ごと腫瘍を切り取る手術をしなければならないが、そうすると彼は二度と声を出せなくなる。

しかし手術をしないとなると、いずれ窒息死するのは避けられない。

私たちは彼にそのことを伝え、今後どうするかを話し合おうとした。でも、それを聞いた彼はパニックになり、いつものヒステリーを起こしてしまった。

私たちは、彼の奥さんにも意見を求めてみた。軽度の知的障害を抱えていた奥さんは、自分に何ができるのかも、この先どうすればいいのかもわからず、私たちにすべてを決めてほしいと頼んできた。

そこで私たちは、医師の意見も聞きながら最善の治療法について検討することにした。

手術は施設から遠く離れた病院で行われることになった。

そこに彼の知り合いはいないし、家族が面会に来ることもめったにない。彼はきっと、途方もない孤独を感じたはずだ。

でも、おかげで手術は成功し、彼は声を失って私たちのもとに帰ってきた。私たちは、彼の精神になんらかの悪い変化があることを覚悟していた。手術によって、彼の心に一生消えない傷がついたと思ったのだ。

しかし驚くことに……その逆だった。彼は自分の方法で、少しずつ以前の暮らしに戻っていった。自分の考えを伝えるために、積極的にジェスチャーや筆談をするようになった。それまで、彼がそんなふうに人とコミュニケーションをとるのを見たことはなかった。

さらに彼は、声帯に装着する小さな機器を使い、ふたたび話す方法を学びはじめた。使い方を教えるのは簡単ではなかったが、彼はとても熱心で、何度もつっかえながらも懸命に言葉を話そうとした。

手術から1年がたったころ、彼はすっかり別人になっていた。

そこにいたのは、陽気で、社交的で、いつも楽しげな60代の男性だった。

かつて彼を苦しめていた不安や恐怖は、影もかたちもなくなった。

なぜそんなことが起こったのだろう？　私たちの仮説はこうだ。

彼はずっと「ふつうの人と同じように話さなければならない」というプレッシャーを抱

えていた。でも、そのプレッシャーから解放されたことで、周囲に対して感じていたコンプレックスも消え去った。

生まれて初めて、人との会話を純粋に楽しめるようになったのだ。

彼が発する言葉は一種の〝ボーナス〟として受け止められ、ときにはみんなに称賛される。彼の命を救った手術は、彼に心の自由まで与えることになった。

誰ひとりとして予想していなかった結果だ。

彼の驚くべき変化を見て、私は大事なことを学んだ。

「私たちは常に、広い視野をもち、予想外の事態を受け入れる覚悟をしておかなければならない」ということだ。

この35年間、仕事であれプライベートであれ、私は常にその教訓を心の隅に置いている。人は誰しも、自分の考えが正しいと思いこんでしまうものだが、それがまるっきり間違っていることも少なくない。

私は当時、精神科の看護師として、患者が何を感じ、どう行動するかをわかった気になっていた。彼らに対して、あれをしなさい、これをしなさいと言うときは、自分が正しいと信じて疑わなかった。

でも、彼の一件を経て、私は自分の考えに100%の自信がもてなくなった。

その後、私はあの施設を辞めたが、彼とは連絡をとりつづけた。定期的に会いに行き、彼が亡くなったときは葬儀にも出席した。

彼の最後の数年間は、本当に満ち足りたものだったと思う。声を失う前の姿からは想像もできないぐらい、いつも幸せそうだった。

手術のあと、彼がヒステリーを起こすのを見たことはない。

Alex Gosselt, IC foundation doctor

26

孫

胸部腫瘍

アレックス・ホッセルト
（研修中の集中治療医）

6週間に及ぶ集中治療は、その老人の身体に深刻なダメージを与えていた。補助人工心臓の感染症が発覚したあと、数回にわたって手術が行われ、大量の抗生物質が投与されたが、彼の容体は悪くなる一方だった。

もはや肝臓は機能しておらず、長らく人工呼吸器を使用していたせいで呼吸筋が衰えていた。

さらに、直近のレントゲン写真から、胸部の腫瘍がわずかに大きくなっていることもわかった。

私たち夜勤チームは、仕事が始まってすぐに、ほかに何かできることはないかを話し合った。しかし、患者が次の手術に耐えられるとは思えない。

万策尽きた、という結論を出さざるをえなかった。

私たちは、患者本人と家族にそのことを伝えた。彼は意識こそあったものの、目がぼんやりとしていて、私たちが言ったことを理解できているかどうかはわからなかった。

家に帰りたい、と彼が言ったので、私たちはせめてその望みだけでもかなえてあげることにした。

その日の夜遅く、彼の部屋の前を通り過ぎたとき、私はひとりの看護師に呼び止められた。

その看護師は、集中治療室の超音波検査機を使って妊婦をスキャンしてもらえないか、と頼んできた。正直、私は気が進まなかった。深夜の時間帯はただでさえ忙しく、いつ不測の事態が起こっても不思議はない。私は暇ではないし、だいたい集中治療室の機器を妊婦のスキャンに使うなんて聞いたことがない。

私はとりあえずこう尋ねてみた。

「妊娠してるのはどちらの看護師さんでしょう?」

すると、彼女からは予想外の言葉が返ってきた。妊娠しているのは看護師ではなく、死の淵《ふち》にいるあの患者の娘だったのだ。その娘さんは妊娠17週目で、どうにかして父親に孫の姿を一目見せてあげたいと、看護師に相談してきたという。

それを聞いてすぐに、私は協力することを決め、何かいい方法がないかを考えた。

ふと、内科病棟に超音波検査のキットがあることを思い出した。さっそく内科に電話をかけ、キットを使わせてほしいと頼んだところ、問題なく承諾が得られた。

とはいえ、ちょっとした問題があった。私はそれまで、妊婦の超音波検査をしたことなどなかったのだ。

私はひとまず、患者の家族のところに行って準備をするよう看護師に指示を出した。そして、あまり期待させすぎないようにと釘《くぎ》を刺してから、ＹｏｕＴｕｂｅの動画マニュアルを探しはじめた。

混み合った病室に足を踏み入れたとき、私は少し緊張していた。室内には憂鬱な空気が満ちていた。

私は病室にいる全員に向かってこう言った。「できるだけのことはします。ただ、この装置を使うのは初めてでして、きれいな映像を映せるかどうかは……なんともいえないところです」

私たちは患者のベッドを壁際に移動させてから、娘さん用にもうひとつベッドを運び入れた。私はふたつのベッドのあいだに腰を下ろし、患者のためにモニターを少し傾けた。

私の指先は小刻みに震えていた。でも驚いたことに、娘さんの腹部に装置を当ててすぐに、胎児の姿が現れた。最初に腕が動いているのが見え、それから心臓が拍動しているのが確認できた。

病室の空気は一瞬にして変わった。憂鬱さは消え去り、家族全員が希望をもちはじめたのがわかった。私は平静を装ったが、彼らの喜びは私のなかにも流れこんでいた。

患者はしばらく何も言わなかったが、少ししてから予想外の言葉を口にした。

「古い命が旅立ち、新しい命がやってくるのだな」

彼はすでに、自分の置かれた状況も、自分がもう長くはないこともわかっていたのだ。数日後、彼は退院し、そのまま自宅で息を引きとった。

私たちは幸運だったと思う。患者と家族に悲しい知らせを伝えたあとで、あんなにも幸せな思いをさせてあげられたのだから。しかも、そのための労力は微々たるものだった。**人生の最後の数日間においては、ささやかな行為が計り知れないほどの価値を生み出すことがある。**

生と死の微妙な境目を歩きつづける私たちにとって、あの日のできごとは一生忘れられない思い出になった。

キャリアを積むほどに、あの夜のすばらしさを実感するばかりだ。

27 鮮明なイメージ

心的外傷

フーブ・ブイセン（臨床心理士）

そのときの光景は、彼の網膜に焼きつけられた。燃えさかる車、閉じこめられた人々、何人もの被害者たちの悲痛な叫び声……。

彼と相方の白バイ警官は、ブレダからそう遠くないA16高速道路の事故現場に駆けつけたところだった。濃霧のせいで、大規模な玉突き事故が起こってしまったのだ。

事故から2日後、彼の上司から私に電話がかかってきた。例の玉突き事故以来、部下の調子が悪いのだが、どういうわけかさっぱりわからない、ということだった。

長年軍人を診てきた臨床心理士である私なら、何か力になってくれるのではないかと思ったようだ。

初めての診察の日、彼はまだショックから抜け出せていなかった。彼はもともと、情緒がとても安定しているタイプだったという。でもそのときは、自分は二度とふつうの精神状態には戻れないのではないか、もう二度と制服を着られないのではないかと心配していた。

そして、部隊の全員が同じ事故現場に居合わせたのに、なぜ自分と相方だけがこれほどつらい目にあっているのだろうと疑問に思っていた。

たしかに、その場にいた彼の仲間は、全員が同じ光景を目にしたはずだ。

私はすぐに彼のカウンセリングを行った。それは私にとって初めての〝緊急〟の相談だった。

話し合いながら、私は心的外傷《トラウマ》についてどう説明するのがいいかを考え、グラフを描くことに決めた。5本の平行線からなる簡単なグラフだ。私は彼に説明を始めた。

「いちばん上の線は天にも昇るような幸せな状態、いちばん下は精神的に最も落ちこんだ状態、真ん中の線は通常の精神状態です」

そして、アコーディオンのようなかたちの波線をグラフに描き加えてからこう続けた。

「精神的なショックを受けると、私たちの気分はこのいちばん下の線まで一気に落ちてしまいます。世界は混沌《こんとん》としていて、すべてが暗く淀《よど》んでいるように見えます。でも少しずつ回復して、気分はだんだん上のほうに向かっていきます。その後、ショックな光景が頭によみがえると、気分がまた落ちこみますが、今度は最初のときほど低いところまではいきません。さらに、次に上に向かうときは、前よりも少し高いところまで上がっていきます。精神的な傷が治癒する過程は、このように波線で表せます。ゆっくりと、しかし着実に、正常な状態に引き戻されていくのです」

その話し合いから1か月後、調子はどうかと彼に尋ねてみた。「最初に比べてずっとよくなりました。3週間前から仕事にも復帰しています」と彼は言った。

何がいちばんの助けになったのか、私は聞いてみた。それまでは、患者の話に耳を傾け、適切な言葉をかけることが最も効果的な治療だと思っていたのだが、彼からは予想もしない答えが返ってきた。

彼を不調のどん底から救ったのは、私が描いた簡単なグラフそのものだったのだ。あのグラフのおかげで、彼は自分の頭のなかで何が起こっているかを理解して安心するとともに、回復の見通しをもてたようだ。

あんなにも不安定になっていた彼の世界は、正常な状態に戻っていた。彼はもはや患者ではなく、いたって健康なひとりの男性だった。

あの玉突き事故から27年がたつが、あの警官が教えてくれたことは、いまでも私の心にはっきりと刻まれている。それは、**「心に傷を負った人には、その傷が治癒するまでの過程を教えることが重要だ」**ということだ。

その後、私は医師や看護師に「医療従事者のケアのしかた」を教えるようになったが、私の講義を受けに来た人たちも、患者には具体的な説明をすることが大事だと言っていた。

あの警官は、自分の反応が「異常」だったわけではないと知って安心していた。あの玉突き事故の日、彼と相方の警官は、ちょっとした衝突事故が起こったものだと思いながら現場に向かったようだ。あんな凄惨《せいさん》な現場を目にすることになるなんて、夢にも思っていなかった。

「ほかの警官が同じようなショックを受けずにすんだのは、あなたのおかげです」と私は彼に言った。彼が無線室に現場の詳しい状況を伝えたことで、あとから現場に駆けつけた人たちは、その後目にする光景に対して心の準備ができたのだから。

彼はずっと、自分が味わった苦しみにはなんの意味もなかったと思っていた。でも、私の言葉を聞いて少し気が楽になったようだ。

以来、私はトラウマを抱えた人の行動を肯定的にとらえるようにしている。ささやかな一言が患者の心を救う場合もあると、あの警官が教えてくれたからだ。

A carefree child

Nens Coebergh, confidential reporting doctor

28

屈託のない子

代理ミュンヒハウゼン症候群

ネンス・クーベルグ
（いじめ虐待調査医）

その6歳の少女は、頻繁に医師のもとを訪れていた。

あるとき、その少女の通っている小学校から私のもとに連絡があった。どうやら、その子の母親から「うちの子は体調を崩しがちなんです」と言われ、どうすればいいかわからず、私たちに相談することに決めたようだ。

その母親は、最初のうちは「娘は胃腸の調子が悪い」としか言わなかったものの、やがて「娘がすぐに息切れする」「ときどき発作を起こして意識を失う」といった話までするようになった。そのうえ、娘が学校に行くときは常に薬を持たせ、症状が出たときはそれを飲ませてほしいと担任に伝えていた。

しかし妙なことに、学校にいるあいだ、その少女はとても元気そうだった。屈託がなく、活発で、いつもほかの子どもたちと楽しそうに遊んでいた。
「どうも……体調が悪いようには見えません」。校長先生はきっぱりとそう言った。

ところが、その母親のかかりつけ医は彼女に深く同情し、全面的にサポートすると申し出た。そして、そのかかりつけ医は、彼女の娘に大学病院で検査を受けさせることにした。私は、校長先生の話を大学病院の医師たちに伝え、不用意に検査をしないほうがいいと訴えた。

私は何も、患者の親の意見は役に立たないと言いたいわけではない。でも、なぜかそのときは、母親の言い分を鵜呑《うの》みにするのが正しいことだと思えなかった。

とはいえ、私の言葉を真剣に聞いてくれる人はいなかった。あのとき感じた深い孤独は、いまだに忘れられない。もはや、私にはどうすることもできなかった。

その後、少女はさまざまな専門医のところに連れていかれ、全身をくまなく調べられた。その子がとてつもない恐怖を感じていたのは間違いない。

しかし、結果的に少女の身体にはなんの異常も見つからなかった。私は憤慨したが、その子の母親を呼び出して話をするわけにはいかなかった。当時は、私たちが直接やりとりするのは医療従事者と学校関係者だけで、患者や患者の家族に接触することは許されていなかった。

小学校が長期休みに入る少し前、「あの子が心臓の手術を受けることになりました」と少女の担任から連絡があった。

私は唖然《あぜん》としたが、手術の前に入院させてもらえると聞いたので、少しほっとした。入院して検査を受ければ、何も異常がないことがわかるはずだ。

休みが終わったあと、少女の担任からこんな連絡があった。「結局……心臓の手術の件はなかったことになりました」

それを機に、状況は少しずつ好転していった。少女が病院に行く回数はみるみる減っていき、あるときついに、少女の母親は教師たちにこう言った。

「どうやら、娘はもう心配いらないみたいです」

私は安堵《あんど》の息をついたが……頭の片隅には一抹の不安が残っていた。

まもなく、学校からふたたび電話があり、信じがたい話をされた。例の少女が亡くなったという知らせだった。

亡くなった日、その子は半ばパニックになりながら祖父に電話をかけ、「助けて！　お母さんがすごく怒ってるの！」と言ったようだ。

それを聞いた祖父はすぐに少女のもとに駆けつけたが、手遅れだった。その子は階段の下で冷たくなって倒れていた。

少女の死を聞いてから初めて、私は数週間前に起こった別の事件のことを知った。その子の母親が飼っていた何匹かの犬が、小屋のなかでみんな死んでいたのだ。近所の人はみなそのことを知っていて、一家に同情を寄せていた。

もっと早くその事件のことを知っていたら、私はすぐに警戒していたはずだ。

なにしろ……動物虐待と児童虐待には密接な関係があるのだから。

のちの裁判で、その母親が「代理ミュンヒハウゼン症候群」だったことが明かされた。娘が病気だという話は、周囲の気を引くための嘘《うそ》だったのだ。それが、飼い犬に毒を盛り、自分の娘を手にかけた女の正体だった。


私はこれからもあの少女のことを忘れないだろう。あの子にまつわる一連のできごとは、いじめ虐待調査医としての私を形づくることになった。

あのとき、私にはもっとできることがあったのだろうか？　あの子を救う方法もあったのだろうか？　いまの私たちなら、あの悲劇を防げるのだろうか？

私には何ひとつわからない。実際、不信感を覚えるたびにそれを伝えようとしたが、誰ひとりとしてとりあってはくれなかったのだから。

「私たちは、警戒を怠らず、断固たる態度で臨み、少しでも怪しいと思ったら徹底的に調査しなければならない」

これは、あの少女が残してくれた悲しい教訓だ。

私たちがあの母親の嘘を見抜けなかったために、なんの罪もない少女とペットの命が失われてしまった。

そのことを思うと、いまでも心が痛む。

Paul van Zuijlen, plastic surgeon

29

未来
火傷

ポール・ファン・ザイレン
（形成外科医）

午前零時を迎える1時間前、ルーマニアの首都ブカレストのナイトクラブで大規模な火災が発生した。10月の金曜日の夜のことだった。出演していたロックバンドがパフォーマンスのなかで花火を使ったのが原因だったようだ。

ステージは炎に包まれ、室内には煙がたちこめた。パニックを起こした数百人の観客は、我先にと押し合いながら狭い出口に殺到した。

地域の病院だけではすべての負傷者に対応できないので、ルーマニア政府は他国の援助を求めた。そして火災から1週間後、外務省からの要請を受けて、オランダにある3軒の火傷《やけど》治療施設が火災の患者を受け入れることになった。

あの若い女性がルーマニアでジェット機に乗せられ、ベーフェルウェイクにいる私たちのもとにやってきたのはそういう経緯だ。

到着したとき、彼女は深いショック状態にあり、容体も深刻だった。身体と顔にはⅢ度の熱傷を負っていた。

あのとき、私たちが最も危惧していたのは、彼女の身体にいる細菌のことだった。あれほど攻撃的な細菌を見たのは初めてだったので、私たちはただちに彼女を隔離した。

しかし、抗生物質を投与しても効果はなく、人工皮膚で傷口を覆ったところで細菌の温床になるだけだった。こまめに傷口を消毒し、本物の皮膚を少しずつ移植する以外、私たちにできることはない。

でもその試みは功を奏し、細菌の繁殖は少しずつ収まっていった。

最初のうちは常に鎮静剤を投与していたので、その女性とコミュニケーションをとることはなかった。しかし数週間がたち、ようやく回復の兆しが見えてくると、彼女が目を覚ましている時間が少しずつ増えてきた。

彼女はいまにも飛びかかってきそうな目をしながら、同じ質問を何度もくり返した。

「私の顔は……これからどうなるんですか？」

彼女は当然、自分の手が包帯に巻かれていることも、指が一本残らず切除されていることも理解していた。しかし、自分がどんな顔をしているかを知るすべはない。彼女は自分の見た目を何よりも心配していて、鏡を見せてほしいと何度も訴えてきた。そのたびに私は、もう少し我慢しなさい、傷が治るのには長い時間がかかるんだと言い聞かせた。彼女のベッドサイドでの会話のことは、いまでもよく覚えている。

彼女はよくこう言った。「早くよくなりたい……前みたいになりたい」

正直、彼女がどんな反応をするかを考えると怖くてしかたがなかった。きれいでおしゃれな若い女性が、ひどい火傷の痕とともに新たな人生を始められるのだろうか？

この女性はきっと絶望するだろう、と私は思っていた。しかし……その予想は外れた。私はあのとき、ひとりの若い女性の驚くべき強さを目の当たりにした。初めて鏡と向き合ったあと、彼女は自分の顔を人々に見せる覚悟を決めたようだ。そして、元の生活に戻ってから、自分の写真をインスタグラムに投稿するようになった。華やかに着飾った写真もあれば、腕や腹部を露出した写真もあった。

それらの写真は、彼女が現実を受け入れ、新たな人生を積極的に生きていることの何よりの証《あかし》だった。

あれほど痛ましい事故を経験したにもかかわらず、彼女はふたたび前を向き、新たな人生を歩きはじめた。

彼女のように強い精神をもつ患者と出会うたびに、この仕事をしていてよかったと思う。病気を治すために必要なのは〝動く〟ことだ。「身体を動かせば免疫力が高まる」という意味もあるが、それだけではない。**もっと大事なのは、自分の傷を受け入れ、その傷とともに歩いていくことなのだ。**あの若い女性が、私にそう教えてくれた。

以来、彼女のことを忘れた日はない。私はいま、患者がどんな人生を思い描いているかを常に考え、その患者の精神力を注意して見定めるようにしている。

この仕事においては、外科的な処置だけでなく、精神的な処置も同じぐらい重要になってくる。

だから私は、患者には必ずこう伝えている。**前を向いて未来を見据えなさい、と。**

気づけば、あの火災から2年以上がたった。私はよく、まばゆい輝きを放っているひとりの女性の写真を眺める。彼女の火傷の痕や、指のない手を気にする人はどこにもいない。人々を惹《ひ》きつけているのは、彼女の目なのだから。

Christmas

Soufian el Bouazati, A & E doctor

30

クリスマス

小児・心不全

スフィアン・エル・ブアザティ（救急医）

その日はクリスマスだった。出勤してすぐに、看護師のひとりから「赤ちゃんが運ばれてきています」と知らされた。

「なんだか……嫌な予感がするんです」とその看護師は言った。

その子が体調を崩したのは3日前だった。呼吸が不安定になり、飲み物も飲めなくなったのを見て、母親が近所の病院に連れていったという。しかし容体はどんどん悪くなり、ついにこの救急外来に運ばれてきたのだ。

私が病室に入ったときにはもう、小児科医が検査を始めていた。

30分後、心電図モニターに示された心拍数が急激に減少しはじめた。どうやら、看護師の予感は正しかったようだ。

私はその子の胸に手を置き、指で胸骨を圧迫した。乳児の心臓をマッサージするときのやり方だ。レントゲン写真には肥大した心臓が写った。その子が心不全を起こしているのは明らかだった。

心臓をふたたび動かすために、私たちはさまざまな薬を投与した。小児科医は、近隣の大学病院の集中治療医と電話で話していた。その集中治療医も、救急車でこちらに駆けつけてくれているという。

私の手は少しずつ痛みはじめたが、気にしている時間はない。緊迫した空気のなかで、気づけばチームの全員がその子のまわりに集まっていた。

さらに30分がたったころ、集中治療医が到着した。私たちは、心臓がもう一度動くことを願いながら、さっきとは違う薬を投与した。私の手はすでに引きつっていたが、その子の小さな胸はこわばっていく一方だった。

私はその子の顔を見つめながら、必死に心臓マッサージを続けた。やがて私の腕が限界に達すると、同僚が交代してくれた。

そのときにはもう、小児科医はその子の母親と話をしていた。

まもなく、集中治療医が手を止めてこう言った。もはや自分たちにできることはない、処置を終わりにしよう、と。

私たちはやれるだけのことをやった。でも……その子は私たちの目の前で亡くなってしまった。

そのとき、その子の母親が立ち上がるのが目に入った。彼女はずっと部屋の隅にいて、一部始終を見ていたのだ。その母親は私たちを押しのけてわが子に近づくと、そのまま腕に抱き上げた。

私はとうとう、こらえきれなくなった。実は私にも同い年ぐらいの子どもがいて、しかも心なしかその子に少し似ていた。そこにいるのが自分の子どもだったら、と想像するのは難しくなかった。

私は給湯室に閉じこもり、抑えていた感情を爆発させた。あらゆる思いがとめどなくあふれてきた。医者はけっして泣いたりしない——そんなこと、いったい誰が決めたのだろう？

誰もが敗北感に打ちのめされていた。しかし、悲しみに浸る暇はない。病院には、私たちの助けを必要としている患者が何人もいるのだから。

その日の勤務が終わる少し前、私はもう一度蘇生措置を施すことになった。次の患者は、呼吸困難を起こした82歳の女性だ。心電図モニターは、彼女の心臓がとつぜん止まったことを示していた。

結局、私たちはその女性の命も救えなかった。そのときすでに、私の心はすっかり麻痺《まひ》していた。

その夜、私のなかに生まれた感情の洪水は、それほどまでに激しいものだった。

家に帰ってからも、私はなかなか寝つけなかった。じっと横になりながら、もっとできることがあったのではないか、ほかの方法もとれたのではないかと考えつづけた。

翌朝はベッドから飛び起きた。

夢のなかで、目の前にあの子の顔があり、昨夜と同じことがくり返されたからだ。

私たちの仕事は、感情面で非常に大きな負担を強いられる。目の前で数々の悲劇がくり広げられるにもかかわらず、そのひとつひとつを悲しむ暇などないのだから。

そのため私たちは、理性を保ち、情緒を安定させるために、感情のスイッチをオフにしなければならない。

それはある程度のところまでは有効な方法だ。でも、他人事《ひとごと》とは思えないような悲しみに遭遇すると、感情を抑えているダムが決壊してしまうのだ。あの夜の私と同じように。

翌年のクリスマスも、私は勤務にあたっていた。その日は70歳の男性が運びこまれてきて、蘇生措置が施されることになった。結果的に、患者は一命をとりとめた。

しかし、その患者の蘇生にあたっているあいだ、私の頭はあの赤ちゃんのことでいっぱいだった。

いまでもクリスマスを迎えるたびに、私はあの子のことを思い出す。

31 少女の出産

妊娠

ディック・ビスコップ
（婦人科医）

ある日の早朝、救急看護師から電話がかかってきた。15歳の少女が腹部の痛みと排尿時の痛みを訴えている、という話だった。

その少女は、かかりつけ医に膀胱炎《ぼうこうえん》と診断されていたものの、痛みがおさまる気配がないので、今度は義父に連れられて救急病院を訪ねてきたようだ。

その看護師は、長年の勘から「何かがおかしい」と感じとっていた。ぜったいに膀胱炎じゃありません、と彼女は言った。

私は少女の腹部の超音波検査を行った。すると、すぐに問題が明らかになった。子宮が異常なぐらい大きくなっていたのだ。それは、その子が出産を終えたばかりだという何よりの証拠だった。

「赤ちゃんはどこにいる？」と、私は単刀直入に尋ねた。でも少女は、怪訝《けげん》な顔をして私のほうを見つめるばかりだった。あのとき自分が口にした言葉は、いまでもよく覚えている。私は少女の義父のほうを向いてこう言ったのだ。

「いますぐ帰って赤ちゃんを探してくるんだ！」

そのとき、少女の母親がビニール袋をひとつ持って診察室に入ってきた。袋のなかには、へその緒がついた赤ちゃんの遺体が入っていた。

「家のすぐ外で見つけました」とその母親は言った。少女はその晩、誰にも知られることなく子どもを産んで……おそらく気が動転して投げ捨ててしまったのだろう。私はすぐに彼女を問い詰めたが、何も教えてはもらえなかった。

検死の結果、赤ちゃんは生まれてからしばらくは生きていたものの、一晩中外の寒さにあてられたせいで亡くなったとわかった。

その知らせを聞いて、病棟にいる誰もがショックを受けた。赤ちゃんの死亡診断書に「自然死」と書くわけにはいかないので、私はすぐに警察を呼び、正式な調査を依頼した。

それから数日間、少女は私たちの病院に入院することになった。私たちはひたすらその少女を観察し、看護師たちは何度も彼女と話をしようと試みた。

私が知りたいのはただひとつ、「出産したときにその子が何を思っていたのか」ということだった。しかし、何もわからなかった。

また、少女とは何度となく話し合ったが、その間ずっと、母親が私に敵意を向けているのがわかった。その一家は南米からやってきた大家族で、家にはおおぜいの子どもがいた。いまさらひとり増えるぐらいどうってことない、とその母親は言った。

「それなのに、あなたはうちの娘が赤ちゃんを死なせたって言うんですか？」

あとで聞いた話だが、少女はよく病院のなかをふらふらと歩き回っていたようだ。話し合いの合間に保育室の近くの廊下を歩いているのを見た、という看護師が何人もいた。私たちにはもう、何をどうすればいいのかさっぱりわからなかった。少女はどう見ても、精神的に不安定な状態になっていた。

あの少女にまつわる一連のできごとを経て、妊娠中絶に対する私の見方はすっかり変わった。すべては80年代の終わり、人工妊娠中絶が法律で認められて間もないころに起こったことだ。

でも当時の私は、たとえどんな理由があっても、人の手で胎児を死なせるのを認めてはならないと考えていた。

私はオランダ南部の生まれで、実家は11人の子どもがいるカトリック系だ。私と兄弟たちは、「胎児の命は尊重しなければならない」と教えこまれて育った。

ところがあの少女は、私がそれまで教えられてきたこととは正反対の現実を突きつけてきた。それはつまり、「やむをえない事情を抱えた人にとっては、妊娠中絶こそが最良の選択になりえる」ということだ。

あの事件のあと、私はしばらくアフリカやカリブ海地域で働いたが、そこで出会った若い妊婦のなかには、妊娠したせいで多大な苦労をしている人が何人もいた。

もはや、そうした現実に目をつむることはできなかった。そのことに気づいてから、私は若い人たちに避妊についてもっと知ってもらうための活動を続けている。

自分はあの少女にじゅうぶんなケアをしたのだろうか、と考えるようになったのは、長い時間がたってからだ。

私は間違いなく医師としての義務を果たした。しかし考えてみると、優しさが足りていなかったように思う。

実は、私にもあの子と同じぐらいの年齢の子どもがいる。だからこそ、私はあの子に対して厳しい父親のような態度をとってしまったのだろう。

私は、少女の学校の校長先生に電話をかけ、あの子を見守ってほしいと頼んでいた。でも本当は、自分の足であの子のところに行って、調子はどうかと尋ねるべきだったのかもしれない。

事件のあと、あの子の家族は他人とかかわるのをやめ、外部との接触を完全に絶ってしまった。私が会いたいと言ったところで、間違いなく拒否されていたはずだ。

それでも当時のことを思うと……いまだに後悔の念に駆られる。

Annelies van Vuren, trainee physician

32

やりたいことリスト

悪性黒色腫

アネリース・ファン・フューレン
（内科研修医）

年配の患者たちに囲まれたその17歳の少女は、私たちの病院では浮いた存在だった。とはいえ、彼女が小児科病院で治療を受けるのはまず不可能だった。ティーンエイジャーが悪性黒色腫《メラノーマ》を発症するなんて、めったにないことなのだから。

皮膚のがんに転移が見られ、免疫療法が始まると、彼女はとうとう入院することになった。あまりの痛みに、家でじっとしていることすらできなくなったからだ。

彼女にあてがった部屋は、いかにもティーンエイジャー的な散らかり方をしていた。

彼女が薬を飲むのを嫌がったので、私たちは点滴で薬を投与することにした。心臓の上部の血管に点滴を打ち、針がきちんと刺さっているかを確認するために肺のレントゲンを撮る。これは、多くの病院で行われている一般的な方法だ。

でも、レントゲン写真を確認したとき、私は思わず絶句した。人生であれほどのショックを受けたことはない。ふつうなら、レントゲン写真を撮ると肺は黒く写るが、彼女の肺はまるでクリスマスツリーのように光っていた。隅から隅まで、いたるところにがんが転移していたのだ。

それまで私たちは、免疫療法のおかげで多少なりとも症状がよくなっていることを期待していた。しかし、その写真が示していたのは、がんの異常増殖というあまりに残酷な現実だった。

私たちのささやかな希望は、一瞬にして打ち砕かれてしまった。

少女にそのことを伝えたのは金曜日の午後だった。

私はベッドのわきにあるスツールに腰かけ、彼女はスマートフォンを持ったままベッドの上であぐらをかいていた。

苦しい時間だった。なにしろ、ひとりの少女の希望をひとつ残らず奪ってしまったのだから。彼女のがんはすでに肺だけでなく腹部にも広がっていて、脳に転移している可能性もあった。

彼女にどれだけの時間が残されているかはわからなかったが、長くはないのは確かだった。

最後にしたいことは何か、私たちで力になれることはあるか、と私は彼女に尋ねた。それからの数日間、病院にいる誰もが、その少女の最後の望みについて考えていた。

まもなく彼女は、ボーイフレンドと結婚したいと言った。私たちは彼女の家族と協力し、病院のなかで結婚式をとりおこなうことにした。


それはまるで、本物の結婚式のようだった。彼女はウェディングドレスをまとい、会場にはウェディングケーキが用意され、親族のスピーチまで行われた。

彼女にとって、私はある意味、不幸を運んできた張本人だ。それでも彼女は、私にも式に出席してほしいと言ってくれた。車椅子に乗せられ、ふわっとした真っ白なチュールに包まれた少女は、まぶしく光り輝いていた。

結婚式が終わると、彼女の〝やりたいことリスト〟のふたつ目も実現する。「お気に入りのＹｏｕＴｕｂｅｒと一緒に動画を撮る」というものだった。


もちろん、彼女の最後の日々は楽しいことばかりではなかった。私たちは何度も深刻な話をした。彼女はよく、がんの痛みのことや、精神刺激薬で太ることの不安について語っていた。

また、彼女は安楽死についても議論したがっていたが……結局その考えは立ち消えになった。

やがて、少女の容体は少しずつ悪化していった。リネンクローゼットに吊《つ》るされたブーケが乾くより早く、私たちは最期のときについて話し合うようになった。

家に帰りたいと彼女が言ったので、その願いをかなえるべく、私たちは最後にもう一度だけ病棟内を駆け回り、退院の手はずを整えた。そして家に帰ってから数日後、彼女は亡くなった。

あの少女と過ごした時間のことは、いまでもはっきりと覚えている。

彼女は、思春期のエネルギーの嵐を病棟内に巻き起こし、最後にとんでもない遺産を残していった。彼女と過ごした最後の1週間は、いわば「人はどう生きるべきか」について考える短期集中プログラムだった。

私たちの行動によって、彼女と彼女の家族にささやかな思い出を与えられたのだとしたら、うれしいかぎりだ。

以前、数百人の医師の前で彼女の話をしたことがある。あの子は注目を浴びるのが好きだったので、それを聞いたら喜んでくれるかもしれない。話を聞いた医師たちは、彼女の物語に激励されたようだった。

自分が無力に思えることがあっても、毎日できるだけのことをしよう、患者のために力を尽くそう——誰もがそう言ってくれた。

でも私たちは……あの少女を助けたいと心から思っていた。17歳の少女があのような最期を迎えずにすむ日が来ることを、切に願う。

33

愛によって生きる

先天性心疾患

アンネ・マリー・アルダース
（小児科医）

ある夏の日、まだ6歳だったパールは、ほんの一瞬だけ意識を失った。水泳の授業の学期末試験のときのことだ。

彼女がそんなふうに意識を失ったのは、そのときが初めてだった。私は不整脈を疑ったが、病院の検査ではそれらしい症状は見つからない。結局、検査をした医師たちは過呼吸だと診断を下し、呼吸を整える簡単なエクササイズをパールに教えた。

それから2年後、私は家にいる自分の母親から不穏な電話を受けた。「何かあったみたいよ。近所のプールのまわりに救急車が集まってる」と母は言った。

8月の月曜日の昼間のことだった。私は最悪の事態を思い浮かべながら家まで車を飛ばした。案の定、私の予感は的中していた。

その日は新学期の初日で、とにかく暑かったので、パールは放課後、何人かの友達とプールに遊びに行った。しかし水のなかに入った瞬間、彼女の心臓はとつぜん止まってしまった。

すぐに救急車が呼ばれたものの、プールの入り口の反対側に到着したせいで、ぐるっと迂回《うかい》してこなければならなかった。当時はまだ、持ち歩きできるＡＥＤ（除細動器）なんてどこにもない。

パールの心臓がふたたび動くまでに長い時間がかかった。本当に……本当に長い時間だった。

２日後、ＭＲＩ検査を行った結果、パールの脳に深刻な損傷が見られた。回復の見込みはないだろう、と医師たちは言った。

また、そのとき初めて、彼女が先天性の心疾患を抱えていたことが明らかになった。どうやら、プールに入る前の運動と、冷たい水に入ったショックが相まって事故が起こってしまったようだ。

パールは集中治療室に入れられたが、数週間がたつと、医師と両親は「これ以上の治療は無駄だ」という結論に達し、人工呼吸器のスイッチを切ることに決めた。

ところが、信じられないことが起こった。なんとパールは、人工呼吸器のスイッチが切られてからも呼吸を続け、しかも唾を飲みこむ動作まで見せたのだ。

それらの動きは、彼女がまだ生きつづけようとしている証拠にほかならない。結果的にパールは、自分の置かれた状況をまったく知らないまま、集中治療室で8歳の誕生日を迎えた。


パールの一家は私の家の近所に住んでいたので、昔から家族ぐるみの付き合いがあった。あの夏の日の事故からもう15年がたつが、あれ以来ずっと、パールの両親は彼女のケアに力を注いでいる。娘のために家を増築したほどだ。

もちろん、ベテランの看護師たちの力も借りてはいるが、日々のケアはあくまでも彼らが行っている。いまでは、私もパールの主治医のひとりだ。彼女のかかりつけ医と協力しながら、電話があったときはすぐに駆けつけて治療を施している。


パールの両親は、ひとり娘に惜しみない愛情を注いでいる。想像を絶する苦労を抱えながらも、ふたりはじゅうぶんよくやってきた。

そんな彼らを見ていると、敬意を抱かずにはいられない。ふたりがパール抜きで何かをすることはない。行き先がどこであれ、出かけるときは必ずパールも一緒だ。彼らは毎日欠かさず娘と散歩する時間をつくり、休暇になると3人で一緒に旅行に出かける。

そして毎年、娘の誕生日を盛大に祝っている。あの両親は、自分たちの置かれた状況を受け入れ、一時はなんの希望もないと思われた娘の人生に意味を与えてあげようと決めたのだ。

パールのおかげで、私は医師としてもひとりの人間としても大きく変わったと思う。

私はいま、患者の親がどれほど弱い存在なのかを知っている。子どもが慢性的な疾患を抱えていればなおさらだ。周囲の人がどれだけ助けてくれたとしても、ひとたび玄関のドアが閉まってしまうと、残されるのは自分たちだけだ。

彼らが途方もない孤独を感じているのは間違いない。**だから私は、その孤独を少しでも癒やすために、患者の親の言葉にはしっかりと耳を傾け、できるかぎりのサポートをするようにしている。**

パールは最近、23歳の誕生日を迎えた。しかし彼女にとっては、時間の流れなんてあってないようなものだ。

パールの両親は、まわりの人たちを見るたびに、娘が送っていたかもしれない人生について考えざるをえない。あの日、パールと一緒にプールで遊んでいた子どもたちはいま、勉強に打ちこんだり、ボーイフレンドをつくったりしながら人生を謳歌《おうか》している。

でも、パールは家から出られない。この先もずっと、デートに出かけることも、ボーイフレンドをつくることもない。

パールの両親は、1日も休まず彼女に尽くしているが、その見返りはほとんどない。彼らはよく、自分たちの境遇をこんなふうに言い表している。

「パールは、**愛によって生きている**んです」

あまりに健気《けなげ》で、感動的な言葉だ。

Marcellino Bogers, nurse

34

ユーモア

皮膚がん

マルセリーノ・ボーハス（看護師）

母が皮膚がんを患ったのは、私が8歳のときだ。

当時の鎮痛剤にはいまほどの効果がなかったので、母はよく夜中に苦しそうな声をあげていた。私は何度も、その恐ろしい音で目を覚ました。

そういう日の翌朝は、私はきまってピエロを演じた。ベッドから起き出すと、まずパジャマのズボンを頭にかぶり、どうにかして母を笑わせようとしたのだ。

母が笑ってくれさえすれば、すべてがうまくいくと思っていた。

まだ幼かった私は、母が死ぬなんて考えてもいなかった。

それから10年後、私はワークスタディ・プログラム［学生が学校に通いながら働ける制度］を利用して看護施設で働きはじめた。

配属されたのは老人の介護をする部署だった。初めて出勤した日、私はまもなく亡くなるであろう高齢の女性の世話をすることになった。

マネージャーが私についてくれる予定だったが、急な呼び出しがかかったために、彼はどこかに出かけてしまった。

そしてその晩、女性は亡くなった。彼女が亡くなったとき、まわりには誰もいなかった。私ひとりだけが、彼女のベッドのそばで呆然《ぼうぜん》としていた。

18歳になったばかりの私にとっては、あまりにつらいできごとだった。勤務を終えて学生寮に帰り、ベッドの端に腰を下ろしたあと、私は決意した。もう辞めよう、と。

看護の仕事は、どう考えても私の手に負えるものではない。自分がその先もやっていけるとは思えなかった。

とはいえ、私は翌日も仕事に向かった。

その日は8人の患者がいる大部屋に行くよう指示された。私の仕事は、その部屋にいるひとりの男性の身体を洗うことだった。

私はまず、その男性と仲良くなるべくいろいろ話しかけてみた。でも、あまりにぶっきらぼうな対応をされたので、しかたなくこう言った。

「あの……こうして出会ったのも何かの縁ですし、足並みをそろえて一緒にがんばりませんか？」

彼は私の顔をじっと見たあと、おもむろに掛け布団をめくった。驚いたことに……彼の片足はきれいに切断されていた。

なんてことを言ってしまったのだろう、と私は真っ青になった。

ところが、そんな私を見て、彼は腹を抱えて笑ったのだ。その瞬間、それまでの緊張感が一気にほぐれるのがわかった。しかも彼の笑い声は、前の晩のつらい記憶まで追い払ってくれた。


それ以来、ユーモアは私にとっての「生き残り戦略」になった。重苦しい空気のなかにちょっとした笑いを生み出せれば、この仕事を続けられるかもしれない――私はそう思っていた。

でもやがて、**自分だけでなく患者も「心からの笑い」を切実に求めている**とわかってきた。

あの日、意図せず皮肉を口にしてしまったあと、私とあの男性はすっかり仲良くなった。ユーモアは、ケアをする側とされる側のあいだの溝を埋めてくれる。また、一緒になって笑い合うことで、互いへの信頼が深まり、安心感が生まれ、不安や心配ごとを遠ざけられる。

ユーモアは、患者とこみ入った話をするための足がかりになってくれるのだ。

私は実験を始めることにした。

患者は本当にユーモアを求めているのだろうか？　だとしたら、どんなユーモアなのだろう？　それを知るためには慎重に試行錯誤を行う必要があった。

私はデリケートな問題を笑いの種にしたことはないが、それはけっして、「深刻な病気を抱えた患者の前でジョークを言ってはならない」ということではない。自分の人生を悲しみで満たしたいと思っている患者は存在しないのだから。

そして、ちょっとしたユーモアがあれば、患者の憂鬱な気分を晴らすことができる。

実際、これまででいちばん笑ってくれたのは、ある末期がん患者だった。

笑うことは、死の恐怖をまぎらわすいちばん手っ取り早い方法だ。しかも患者は、自分の置かれた状況にユーモアを見出《みいだ》すことで、「自分はまだ病気に負けていない」と実感できるのだ。

ヘルスケアにユーモアを取り入れるために、私は数々の活動を続けてきた。

最近はよく講演やワークショップを開催していて、過去に何冊か本を出したこともある。

とはいえ、月日が流れるほどに、この道がいかに険しいものかを実感させられる。マニュアルなんて存在しないし、朝から晩までピエロを演じるわけにもいかない（大事なことだ）。

しかし、患者と共有できる笑いの種はそこら中に転がっている。私たちは、それらを見つけ出す方法を学ぶだけでいい。

いまになってようやく、自分の情熱の根底にあるものが少年時代の記憶だとわかった。

私の願いは、ひとりでも多くの患者から笑顔を引き出すことだ。そして、その大切さを私に教えてくれたのは……ほかならぬ母だったのだ。

Motorcyclist

Bertine Spooren, forensic pathologist

35

バイク乗り

交通事故

ベルティーネ・スポーレン（法医学者）

その日の朝、まだ暗い時間に、ポケベルがけたたましく鳴り響いた。待機中だった私は、すぐに病院に電話をかけた。

これから警察のところに向かってほしい、と電話越しの声は言った。先ほど堤防の下で、交通事故で亡くなったと思われる遺体が発見されたようだ。現場検証を手伝うために、私は車に乗りこみ、干拓地《ポルダー》の指定された住所に向かった。

早朝の道路はまだがらんとしていた。

広大で平坦《へいたん》なポルダーでは、傾斜のある堤防の上に道路がつくられている。車を走らせていると、少し離れたところにパトカーが見えた。パトカーの隣には事故処理用のバンが停《と》まっていて、堤防の下には不幸なバイク乗りの遺体があった。粉々になったヘルメットの破片がそこかしこに散らばっていた。

その男性は、堤防の上を走る車からは見えない位置に倒れていた。おそらく一晩中そこに横たわっていたのだろう。

彼を発見したのはひとりの農民だった。朝、トラクターに乗って畑作業をしていたその農民は、たまたま堤防の下に人が倒れているのに気づいたようだ。


私は、死後硬直の経過から死亡推定時刻を割り出すことにした。

まずは死斑《しはん》を点検し、彼の体勢と遺体のまわりのようすを確かめる。死斑とは、地面に接している側の皮膚に出現するあざに似た痕のことだ。指先を除く全身に死斑が見られることから、その遺体が一度も動かされていないことがわかった。

昨日の日暮れから深夜にかけての時間、この男性はバイクに乗ったまま堤防から落下し、とてつもない力で地面に叩《たた》きつけられたのが原因で亡くなったのだろう――私はそう結論を下した。

何人かの警官が堤防を登ってバンに戻り、彼の遺体を覆うための毛布を取ってきた。その後、葬祭業者が来るまでのあいだ、私と事故処理班の仲間たちは堤防の下で遺体とともに待機していた。

そのとき、太陽が昇ってきた。朝靄《あさもや》がたちこめ、鳥がさえずりはじめ、東の空からさしこむ光が夢のような景観をつくり出すのを、誰もが小麦畑の端に立ったまま呆然と眺めていた。

「……なんてすばらしいんだろうな」

事故処理班のひとりが私の顔を見ながらそう言った。私たちは、雄大な大自然の美しさに囲まれていた。すぐそばに、若くして亡くなった不幸な男性の遺体があるというのに。

私はふと、その男性の家族のことを考えた。もしかしたら、彼には奥さんと子どもがいて、昨晩からずっと心配しているかもしれない。でも、まもなくすべてを知るだろう。

すでに警官たちは、彼の死を伝えるために遺族のもとに向かっていた。

彼は即死だった。仕事柄、私は常に客観的な立場に立たなければならないのだが、あのときは彼が苦しまなかったことに心から安堵したのを覚えている。

これまでに何人もの遺体を調べてきたが、ほとんどの場合、彼らの死を身近に感じることはなかった。心にバリアを張り、被害者に感情移入しすぎないよう気をつけてきたからだ。

でも、太陽が燦然《さんぜん》と輝いていたあの日の朝は何かが違った。目の前の美しい光景によって、私の心は現実から遠ざけられると同時に、より深いところまで現実のなかに引きこまれていた。

人生は何が起こるかわからない――私は不意にそう実感した。

私たちが明日を迎えられるかどうかは、ひとえに運しだいだ。

その男性は、ある晴れた日にバイクに乗って出かけて……そのまま帰ってこなかった。そして、近くを通る車にも気づいてもらえない、世界から切り離された場所で、人知れず命を落とした。

私はその事実にひどくショックを受けた。それはまるで、宇宙の冷淡さを端的に表しているようにも思えた。ひとりの男性が亡くなっても世界は変わらず回りつづけ、太陽はふたたび昇るのだ。

あの日のできごとはまぎれもない悲劇だが、私は嫌な体験だとは少しも思っていない。むしろ、あのとき畑を照らした日の光は、ある種の気休めにもなる大事なことを教えてくれた。

死は私たちの存在の中心にあり、人生の半ばで急に訪れてもけっして不思議ではないということだ。

Village chief

Sjoerd Zwart, general practitioner

36

村長

胃腸風邪

シュールド・ズワルト
（かかりつけ医）

昼食の時間にさしかかったころ、病院の連絡係の少年が自転車で私の家にやってきた。当時、私はガーナの農村地域の病院で働きはじめたばかりだった。前の晩も勤務にあたっていたので、少し休みたいところではあったが、急患が運ばれてきた場合は対応することになっていた。

その少年は看護師が書いたメモを手渡してきた。30歳前後の女性が腹痛を訴えて病院に来ている、ということだった。あまり深刻な症状ではなさそうだったので、私は「1時間以内に向かう」とだけ返事を書いた。

10分後、連絡係の少年が新しいメモを持って戻ってきた。そこには〝すぐに来てほしい〟と書いてあった。その患者は村長の親族で、しかもガーナで最も有力な部族「アシャンティ族」の一員だったようだ。

「先生、お願いします《プリーズ》」と、少年は英語で訴えてきた。

正直、私は少しうんざりしていた。村長の親族だからといって、そこまで特別扱いしなくてもいいじゃないかと思ったのだ。私はさっきとまったく同じ返事を書いた。とはいえ少し気になったので、結局30分後に病院に向かうことにした。

思ったとおり、その女性はただの胃腸風邪だった。私は彼女に薬を処方したあと、そのまま家に帰した。


2日後、村長の使者だという一団がとつぜん私の家の前にやってきた。「貴殿は村長を侮辱した」と彼らは言った。

私が救急の要請に応じなかったのが原因のようだ。私は最初、あの要請は正当なものではなかったと弁明したが、最終的にきちんと謝罪することにした。彼らが家まで来たことで、ようやく「郷に入っては郷に従わなければならない」と気づいたからだ。

好むと好まざるとにかかわらず、そこはシンプルなヒエラルキー社会だった。上の階層にいる人が優先的に治療を受けるのは当然のことだったのだ。私はそれまで、「農村地域の人々に西洋の医療知識を与えてあげよう」と、いささか傲慢なことを考えていた。

しかしその一件を境に、謙虚な態度で仕事にあたるようになった。

ガーナの農村で出会ったあの患者は、大事な教訓を与えてくれた。以来、私はことあるごとに「患者の優先順位」について考えるようになった。

オランダに戻ってかかりつけ医として働きはじめてからも、私は何度となく同じジレンマに直面した。私たちの社会において、特別扱いはある種の〝不正〟と見なされがちだが、医師にとってはいたって日常的なことだ。

実際、私もよく、自分の患者を優先的に診てもらえないかと専門医たちに頼んでいるし、特定の患者のために診療時間の始まりと終わりに緊急用の枠を空けている。

患者の優先順位は、さまざまな医学上の理由に基づいて決められる。もちろん、「容体が深刻な人を優先する」というのが大原則だ。

しかし、私がガーナで学んだのは、**社会文化的な側面も大事な判断材料になる**ということだ。

たとえば、トルコ出身の患者は、子どもが熱を出すとあわててうちの病院にやってくる。トルコでは髄膜炎を発症する人が非常に多いからだ。運ばれてきた子どもが本当に髄膜炎だったケースはいまのところないが、彼らから電話があったときは、私はすぐに対応するようにしている。

あるいは、大事な会議を間近に控えた大学教授が病気になったとしても、私は同じようにすぐに対応するだろう。優先順位はいたるところに存在する。

もしデイヴィッド・ベッカムが大けがをして手術が必要になったり、エリザベス女王が医師を呼んだりしたら、間違いなく最優先で治療を受けさせてもらえるはずだ。「そんなの不公平だ」と言い出す人がいるとは思えない。

おそらく、そうした優先順位が生じるのは、それが社会全体の利益につながるからだ。

「ある人とある人が完全に同等ということはありえない」

ガーナで過ごすうちに、私はそのことをはっきりと理解した。

あの一件のあと、私は仕事を失うのではないかとびくびくしていた。私が怒らせてしまった村長は、実は病院の理事長でもあったとわかったからだ。

ところが、一度だけ村長との話し合いの場がもたれたものの、私がそれ以上追及されることはなかった。

それから1年後、私に娘が生まれた。娘につけたのは、その地域で最も力のあるアシャンティ族の女性「クイーン・マザー」にちなんだ名前だ。

37 気難しい老人

認知症

ウィルコ・アクターバーグ
（老年病専門医）

その老人のカルテはフォルダに収まらなかった。彼の身体に現れた症状について何人もの医師があれこれと書き連ねたその紙の束は、いつしか途方もない厚さになっていた。でも、誰ひとりとして病気の原因を特定できずにいた。

数々の病院を転々としたのち、その老人は私の働く看護施設に入ることになった。

彼はとにかく扱いの難しい患者だった。年齢は70代前半で、いつも身体の痛みを訴えていて、ベッドで横になる以外にできることはない。そのうえ怒りっぽく、すぐにかんしゃくを起こすのだ。

看護師と口論になるのは日常茶飯事だった。

ある日、精神科医に彼のことを相談してみたところ、「逆説的アプローチ」という変わった方法を勧められた。

その精神科医は言った。

「**相手をしっかりと見て、ただ話を聞くんです。**患者が騒いだり怒ったりしても、ぜったいに止めてはいけません」

こうして私は、週に一度だけ彼のもとを訪れることになった。医師としての自分を出さないよう気をつけながら、ただ話を聞くために。


それからは、毎週金曜日の朝9時に彼に会いに行った。私はベッドサイドに腰を下ろし、ひたすら話を聞きつづけた。

彼はいつも興奮したようすで話しはじめ、会話が進むにつれて少しずつ落ち着いていった。

最初の数か月間、私はその時間が嫌でしかたがなかった。当時まだ研修医だった私は、早く現場での経験を積んで一人前になりたいとばかり考えていた。こんなの時間の無駄だ、とっとと終わらせて患者の治療にかかわりたい——それが私の本音だった。

でも、しばらくたつと効果が表れてきた。彼は私に会うのを楽しみにしてくれていた。その時間のおかげで、以前よりも楽しい日々を送れるようになったようだ。

少しでも遅刻すると、きまって彼にしかられた。しかも、やむをえず休んでしまったときは、ほかのスタッフからも小言を言われた。私が休むと、彼がいつもの気難しい老人に戻ってしまうからだ。

いつしか彼は、心の底から私を必要としてくれるようになった。

そんな彼を見て、私は大事なことを学んだ。医師として働くなかで、その教訓を忘れた日はない。

高齢者はみな、身体的、あるいは精神的な不調と常に闘っている。そして医師は、彼らの抱える問題をすべて解決しようとするあまり、彼らの望まない治療を施してしまうことがある。無理やり薬を飲ませたり、ベッドから動かないよう厳しく言い聞かせたりといったことだ。

もちろん、そうせざるをえない場合もあるが、ほとんどの患者にとってはもっと大事なことがある。それは、**ひとりの人間として彼らに興味をもつ**ことだ。

施設にいる高齢者は、日々の生活のことや関心事について、誰とも話さないまま何日も過ごすことが少なくない。それがどれほどさみしいことかは、考えなくてもわかるだろう。

大事なのは、まず相手の話を聞き、それからどう行動するかを決めることだ。あの金曜日の朝の時間のおかげで、私はそのことをはっきりと理解した。

　この仕事をするにあたっては、とにかく考えに考え抜くことが必要だ。私たちがしなければならないのは、単なる治療ではなく、ひとりひとりの患者に生きる意味を与えることなのだから。


　2年半ものあいだ、私は毎週のように彼の病室を訪れた。いつしか彼はすっかり心を開き、自分の奥さんのことまで話してくれるようになった。ときには、この1週間はどうだったか、休日は何をしたのか、といった質問を私に投げかけてきた。

　その後、私は自分の専門知識を活《い》かすために別の診療科に移ることになった。しかし、金曜日の話し合いは続けようと決めていた。彼との関係が途絶えてしまうのが嫌だったからだ。

　ところが、ある金曜日の朝、彼のベッドが空になっていた。前の晩、とつぜん亡くなってしまったということだった。私はすっかり気が動転した。私にとっても、金曜日の1時間はなくてはならないものになっていたのだ。

　考えてみると、あの話し合いのおかげで、彼は自分のことを少しだけ「特別」だと感じられたのかもしれない。

施設のなかでは、彼はおおぜいの患者のひとりにすぎなかった。しかも、持ち前の気難しさのせいで、周囲からは敬遠されていた。

高齢者は往々にして人望を失ってしまうものだし、認知症が始まった場合はなおさらだ。お世辞を言ってくれる人も、敬意を払ってくれる人もいなければ、「おつかれ」や「よくやった」という言葉もかけてもらえない。

でも彼らは、誰かがほんの少し「注目」してあげるだけで心から救われるのだ。**自分を特別扱いしてくれる人がひとりでもいれば人生に意味が生まれる**のだと、あの男性が教えてくれた。

Ted van Essen, general practitioner

38

悲しい結末

うつ病／安楽死

テッド・ファン・エッセン
（かかりつけ医）

ガラス越しに姿を見ただけで、彼女の調子がよくないのがはっきりとわかった。まったく元気がないにもかかわらず異常に気が立っている——そんな状態だ。

日曜日の午後のことだった。仕事は休みだったが、当時は自宅を診療所にしていたので、私は電話をかけてきた彼女を特別に中に入れた。顔を合わせるのは久しぶりだった。

彼女がこれまでに何度もうつ状態に陥っていることも、どんな治療をしても効果が見られなかったことも、私はよく知っていた。

最後に症状が現れたとき、このままでは自殺する可能性があるということで、彼女は精神病院に入院させられた。でもどうやら、無事に退院したようだ。

廊下を歩いているとき、彼女は単刀直入にこう言ってきた。「私、死にたいんです。先生には手伝う義務があります」
それが冗談ではないことはすぐにわかった。彼女はつらい過去をもち、重度のうつ病に苦しめられていた。まだ30代前半のその女性は、何年間もずっと、ひとりで苦しみに耐えてきたのだ。

でも私は、その場で決断を下すつもりはなかった。当時はまだ、安楽死法なんて影もかたちもなかった。また、自殺幇助《ほうじょ》はきわめて複雑な問題であり、精神疾患がかかわる場合はいっそう話がこみ入ってくる。

正直、私はすっかりまいっていた。かかりつけ医になって間もないころだったし、とにかく考える時間が必要だった。

私は、今後起こりうるあらゆる結果について考えをめぐらせた。まずはとにかく、彼女の家族と担当の精神科医と話をしなければならない。

考えた末に、私は彼女にこう言った。

「明日また来てほしい。そうすれば、もっと建設的な話ができるはずだ」

彼女は了承してくれた。

いまでは、初めからもっと時間をとってあげればよかったと後悔している。

私は軽率にも、「彼女はひとまず安心してくれた」と思いこんでしまった。私は彼女の申し出を拒絶したわけではない。その場ですぐにイエスと答えられなかっただけだ。

そして……彼女もそのことをわかってくれていると思っていた。それに、自宅で過ごすうちに彼女の調子もよくなるのではないか、と期待していた部分もあった。

しかし、すべては都合のいい推測にすぎない。あのとき、私はすぐにでも彼女ときちんと話し合うべきだった。そうすればきっと、彼女がどれだけ切羽詰まった状況にいるかがわかったはずだ。

でも私は、根拠のない思いこみと、「明日また来る」という口約束だけを信じて、彼女を家に帰してしまった。


翌日、彼女が私の前に姿を見せることはなかった。しかし、私はそこまで気にしていなかった。月曜日というのはただでさえ忙しく、ほかの患者の対応で手一杯になっていたからだ。

仮に彼女がやってきたとしても、時間をとるのは簡単ではなかった。家族と一緒にいるのだからきっと大丈夫だろう、と私は思った。もし何かあったとしても、家族の誰かが私に連絡してくるはずだ、と。

水曜日の朝、診療時間が始まってすぐに、警察から電話がかかってきた。私の病院からそう遠くない建物で、彼女が飛び降り自殺を遂げたという話だった。身元の確認のためにこちらに来てほしい、とその警官は言った。

それを聞いて、遺体は家族に見せられないほどひどい状態なのだと理解した。狭苦しい遺体安置所で、かがみこんで彼女の身体を見たときのことは、いまも忘れられない。

私が求めた1日の猶予は、彼女にとってはあまりに長い時間だったのだ。

彼女の両親はいまでも私を恨んでいる。彼女が亡くなったからではなく、私がすぐに安楽死を施さなかったからだ。

あの夫婦は、数年間ずっと娘の苦しみに寄り添ってきたにもかかわらず、あんなにも残酷なかたちで娘を失ってしまった。以来、彼らが私と顔を合わせてくれたことは一度もない。

あれからもう25年がたった。あの若い女性の物語は、安楽死に対する私の考え方をすっかり変えた。

人の人生に終止符を打つという行為は、ただでさえ議論の的になりやすいものだが、精神的な疾患がかかわってくると話がいっそう複雑になる。

しかし、心を病んでしまった患者を人道的に救うためには、ときに安楽死も必要だ。最後の逃げ場を失った人を待ち受けているのは、どこまでも深く暗い絶望なのだから。

安楽死に関する議論がもち上がるたびに、私は彼女のことを思い出す。あの日曜日の午後、私はドアを開けて彼女を病院に迎え入れた。

その瞬間、私は彼女の身に起こることの責任の一端を担った。そして彼女は、私の〝躊《ちゅう》躇《ちょ》〟を〝拒絶〟だと解釈した。

何より悲しいのは……私が心から彼女を救いたかったことだ。ものごとはけっして、あんな結末を迎えてはならないのだ。

Mania

Veerle Bergink, psychiatrist

39

根っからの嫌な女性

躁病

フィエレ・ベルヒンク
（精神科医）

彼女はよく、辛辣で悪意に満ちた言葉を口にした。人を嫌な気分にさせるために、意図的にそういうことを言うのだ。

当時、私はまだ精神科医になったばかりで、治療の説明をするときに少しでもまごついてしまうと、容赦なくこう言われた。「あんたさ……自分の仕事のこと、本当にちゃんとわかってんの？」

また、私の着ている服に何かおかしなところがあるときには、彼女は間違いなくそのことを指摘してきた。

彼女がそういう言葉を口にするのは病気のせいだった。まだ若く、立派な教養のあるその女性は、〝躁病《そうびょう》〟と診断されて私の勤める病院に入院していた。

あるときを境に、彼女は常軌を逸した行動をとりはじめたようだ。少しずつ遠慮がなくなり、奇妙なエネルギーに満ち、自分には睡眠なんてほとんど必要ないと信じこむようになった。頭のなかではさまざまな考えが暴走していて、とっぴな言動が目立ちはじめた。まさに、気分障害の典型的な症状だ。

しかも彼女には、いつも苛立《いらだ》っていてすぐにかんしゃくを起こすという別の症状も見られた。彼女の意地の悪さや残酷さは、私たちだけにとどまらず、彼女の夫にも向けられた。とても魅力的なその旦那さんは、彼女の心ない言葉にいつも心を痛めていた。

「精神疾患を抱えた状態では、その人の人間性を判断することはできない」

これは、研修中の精神科医がよく言われる言葉だ。

つまり、**精神状態が不安定な人は、ある意味では「別の人間」になっている**ということだ。

でも私は、彼女と接しているあいだ、そういうプロとしての視点をもてなかった。「こんなにひどい女性が、どうしてすてきな旦那さんをもち、立派な仕事についているんだろう？」正直、そんなふうに考えていた。

やがて彼女は、私の仕事の妨害までしてくるようになった。彼女はもともと私の治療を受けようとしなかったのだが、あろうことか、ほかの患者にも私の悪口を吹きこんで治療を受けなくなるように仕向けたのだ。

この女性は根っからの嫌なやつなんだ、と私は思った。実際に口に出すことはなかったものの、心のなかではそう決めつけていた。


精神科医は誰しも、悪口を言われるのには慣れている。精神疾患を抱えた患者は往々にして攻撃的になるので、私たちは図太い神経を養わなければならないのだ。

しかし私は、あの女性の心ない言葉を完全に受け流すことができなかった。それはたぶん、私たちに少し似ているところがあったからだろう。彼女はいつも、私の心の弱い部分を的確に突いてきた。


ところが、しばらくすると状況が好転しはじめる。治療が功を奏し、彼女は少しずつ知的で活発な女性へと戻っていったのだ。

退院から2年後、経過観察のために彼女がふたたび病院を訪れたとき、私はこう思わざるをえなかった。「なんて魅力的で、知的で、ユーモアのある人なんだろう」と。

同時に、精神疾患の恐ろしさを思い知らされた。

心の病気は、人の性格の一部を際立たせ、最もひどいかたちで顕在化させる場合がある。実際、あの女性はもともと機知に富んだ鋭いもの言いを得意としていたのに、躁病を発症したせいでひどいことしか言えなくなってしまったのだから。

そのことに気づいてから、私は精神科医としても、ひとりの人間としても大きく変わったように思う。

精神疾患は誰の身に襲いかかっても不思議はない。ある日とつぜん自分の本来の性格が損なわれてしまったとしたら……本当につらいことだ。

もちろん、精神疾患と性格の関係については、研修医のときからよく知っていた。でも、あの女性に出会うまで、私はその理論を実際の現場で活用できていなかった。

「患者の人間性を早急に判断してはならない」

彼女のおかげで、私はようやくその言葉を心にとどめておけるようになった。


考えてみると、私はプライベートでも人の性格をすぐに決めつけてしまう癖があったのかもしれない。

でもいまでは、前よりも少しゆったりと構えられるようになった。とくに相手のことをよく知らない場合には、早とちりしないよう気をつけている。

不快なことを言われたからといって、相手が根っからの嫌な人間だと決めつけることはできない。**人の言動は、必ずしもその人の本当の性格を表しているわけではない**のだから。

40 若者と老人

腎不全

トミー・ニーセン（看護師）

その男性は、私のことを第一印象で判断しようとはしなかった。私の見た目は、世間一般の看護師とはだいぶ異なっている。なにしろ、腕にはタトゥーが入っていて、髪の毛は派手に刈り上げてあるのだから。

しかし彼は、私の見た目についてはとくに何も言わなかった。あとで娘さんに聞いた話によると、初めて私の姿を見たとき、彼は少し驚いていたようだ。でも、私はまったく気づいていなかった。

彼は、私のタトゥーの意味を尋ねてきた。「子どものころ、祖父がよくつくってくれた折り紙のボートをモチーフにしました」と私は答えた。そして、インクには祖父母の遺灰が混ざっていることも伝えた。

彼は少し感動したようすで、真剣にその話を聞いてくれた。

老人はみな、若者に対していろいろな意見をもっているが、若者は彼らの話を「つまらない」と決めつけて耳を傾けようとしないものだ。

しかし、私と彼の関係はそんな一般論とは無縁のものだった。信じられないかもしれないが、60歳以上も年齢が離れているのに、私たちは不思議なぐらいうまが合ったのだ。人生においては、いちいち言葉にしなくても通じ合える相手に出会うことがあるが、私にとって彼はまさにそういう存在だった。

彼の名はカラムといった。カラムはオランダ北部の生まれだが、仕事で南部に出てきて以来、ずっとこのあたりに住んでいた。

病気が見つかってからは、娘夫婦と一緒に暮らしていた。カラムは腎不全を患っていたものの、治療を受けようとはしなかった。

私は週に何度か彼のもとを訪れ、一緒にお茶を飲み、彼が語ってくれる物語に耳を傾けた。

人生について、愛について、そしてほかのあらゆるものごとについて――カラムは本当に話が上手だった。それは単なるおしゃべりとはいえないほど、深くて意味のある時間だった。彼は信仰心が強く、柔軟な考えをもち、私と同じようにスピリチュアルな世界に関心を寄せていた。

数か月後、私は長期休暇をとり、そのあいだに別の場所で新しい仕事を見つけた。「ときどき会いに来るよ」と、私はカラムに約束した。私の最後の出勤日には、彼は涙を流して見送ってくれた。

しかし昨年の終わりごろ、私のもとにある知らせが届いた。カラムがホスピスに移され、しかも容体があまりよくないという内容だった。私は責任を感じた。実は仕事を変えて以来、一度も彼に会いに行けていなかったのだ。

その知らせを受けてからは、私は毎週欠かさずカラムのもとを訪れ、中断したままになっていた話を再開した。

ある日、カラムの義理の息子から私に連絡があり、「義父はもう長くありません」と知らされた。

私は最後のお別れを伝えに行くことにした。私がホスピスに着いたとき、カラムはすでに意識がなかった。私はベッドサイドに腰を下ろし、彼の手を握ってから、静かに話しかけた。

すると、カラムの頬をゆっくりと涙が伝っていった。彼が私の存在に気づいていたのか、そもそも私のために流した涙だったのかは、いまとなってはわからない。でも、本当に美しい瞬間だった。

カラムのように、自分の考えを素直に話してくれる老人はめったにいない。彼は、刺激に満ちた人生を送れたことに感謝していた。そして、病気になった自分を世話してくれる人が何人もいることを、心から幸せに思っていた。

きみの準備はすでに整っている、と彼は私に言った。「きみはいま、必死になって夢を追いかけている。だが、目的地ばかりに目が行かないよう気をつけなさい。**旅路そのものにも同じぐらい価値があるのだから**」

さらに、カラムはこう続けた。「歳《とし》をとるにつれて、自分の人生を振り返ることが増えてくる。すると、ずっと走りつづけるのではなく、**ときどき立ち止まって景色を楽しんでおけばよかったと思うはずだ**」

何より大事なのは、自分がこれまでに手にしたすべてのものに感謝することだ、とカラムは教えてくれた。「**どんなささいなことに対しても感謝の心をもちなさい。そして、自分とまわりの人の行動に気を配りなさい**」

私はいま、カラムのアドバイスどおりに過ごせているとはいえないだろう。以前よりも自分の行動を振り返ることが増えたし、それは本当にいいことなのだが……ときどき感情のブレーキが効かなくなることがある。

でも、私の心のなかにはいつもカラムがいる。いつかきっと、私は自分の感情をコントロールできるようになるはずだ。

カラムの葬儀の案内状は、いまでも大事にとってある。そこには、聖書の一節を引用してこう書かれている。〝**愛がなければ、人生に意味はない**〟

この言葉は、私が医療の仕事を続けている理由でもある。誰かの人生に寄り添うこと――人はまさしく、それを愛と呼ぶのだから。

第三部

予期

「希望」と「失望」への考え方が
変わったとき

私たちは、ときには途方もない時間をかけて、患者に最高の治療を提供する。それによって奇跡的に助けられる命もあれば、私たちの指のあいだからこぼれ落ちてしまう命もある。
結果がどうなるかなんて、誰にもわからないのだ。

「46 最終決定権」より

41

希望

事故による脳損傷

ヘンク・アイランダー
（臨床神経心理士）

その女の子はある日、家の裏にある排水溝に転落して溺れてしまった。ようやく助けられたのは、長い時間がたってからだった。その子は脳に損傷を受け、やがて昏睡《こんすい》状態に陥った。

医師たちはかろうじてその子の命をつなぎとめたが、それ以上のことはできない。専門の治療施設で診てもらう必要があったものの、近隣の小児科病院はすでに閉まっていた。結果的に、その子は私たちの働くリハビリ施設に運ばれてきた。

まだ2歳だったその女の子は、意識が混濁していて、呼びかけてもほとんど反応がなかった。そして……ずっと泣いていた。

泣きつづけるその子の姿を見ながら、誰もが心を痛めた。

そのような状態の患者を見るのは初めてだった。正直に言うと、どんな治療を施せばいいのか見当もつかなかった。

いまから30年以上も前のことなので、当時の私たちにできることといえば、奇跡的に自然回復するのを祈ることぐらいだった。

そのときふと、海外の文献に「人の意識は高いレベルに引き上げられる」と書いてあったのを思い出した。でも、その方法がわからなかった。

また、目の前で罪の意識にさいなまれながら、ほんのわずかな希望にもすがろうとしているその子の両親に、いったいどんな言葉をかければいいのかもわからなかった。

私たちにとっては、何から何まで未知の体験だったのだ。

やがてその子の両親は、昼よりも夜のほうが娘の意識がはっきりしていることに気づき、夜間に刺激療法を施してほしいと頼んできた。

そこで私たちは、「スヌーズレン」と呼ばれる療法を試すことにした。患者を特殊な部屋に入れて、光やにおいや振動によって感覚を刺激するというものだ。ほかにも、その子の好きな歌を歌ったり、興味を引きそうなおもちゃを用意したりもした。

しかし、回復の兆しが見えることはなく、私たちはまた振り出しに戻った。

その後、その子の両親は別の治療に関する情報を見つけてきた。それはふたりのアメリカ人セラピストが行う治療で、驚くほど効果があるという噂《うわさ》だった。

そのセラピストたちは、月に一度、新たな患者を診るためにスペインを訪れるようだ。まもなく私たちは、車椅子に乗ったその子を連れて、スペイン行きの飛行機に乗りこんだ。

あの日のことはいまでも忘れられない。

私たちは神妙な面持ちでスペインの街を歩き、緊張した足取りで石畳の道路を渡り、そのセラピストのもとに向かった。

アメリカ人セラピストの治療は、想像を絶するほど激しいものだとわかった。彼らは、ときには5人がかりで、数時間かけて患者の身体《からだ》に刺激を与えつづけるという。血流量を増やせば傷ついた脳を治療できる、と信じていたのだ。

さらに、毎日数分間、その子を逆さ吊《づ》りにすることまで提案してきた。また患者は、彼らの手を借りて身体を動かす訓練も受けさせられる。どんなかたちであれ、実際に身体を動かせば筋肉がその動きを学習し、いずれひとりでも同じことができるようになるかもしれない、と彼らは言った。

両親にはこんな言葉がかけられた。「改善のチャンスは、ベストを尽くした人のところにだけやってきます」

彼らはそうした一連の治療を強く勧めてきたが、私たちは気が進まなかった。彼らの治療のせいでいっそう容体が悪くなったら元も子もない。

結局、その子の両親はオランダに戻ることに決めた。そして、週の半分だけ娘を私たちに預け、それ以外の日はボランティア団体と協力して自宅で最新の治療を試した。

私は一度だけ彼らの家を訪れたことがある。そこには、屋根裏部屋を改装した娘専用のリハビリ施設があった。


数年後、その女の子は亡くなった。知らせを受けたとき……私は心から安堵《あんど》した。なにしろ、数年間かけてありとあらゆる治療が施されたものの、何ひとつとして効果はなく、そのうえその子は深刻な障害まで負ってしまったのだから。しかもその間、その子は一度も泣き止《や》まなかった。

その女の子の物語は、私たちにすさまじいショックを与えることになった。同時に、その子と両親はひとつの事実を明らかにした。

それは、脳に損傷を負った患者とその親族から「希望」を奪ってはならない、ということだ。私たちが独自のリハビリ・プログラムを考案したのもそのためだ。そのプログラムでは、あらゆる方法を駆使して、意識の戻らない子どもに刺激を与えつづける。そしてそれには、患者だけでなく患者の両親の力が必要になる。

私たちはまず、患者の家族が何を最優先に考えているかをしっかりとヒアリングし、それから回復の可能性と、家族に何ができるかを説明するようにしている。

あのとき、あの女の子のためにできることは何も残されていなかった。あの子を襲った酸素欠乏症は、それほど致命的なものだったのだ。実際、これまでに同じような患者を何人か見てきたが、回復を遂げた人はひとりもいない。

しかしあのとき、**「患者の親には希望が必要だ」**とはっきりとわかった。もちろん、実現できないような希望を与えるわけにはいかないが、彼らを手ぶらで帰すようなことだけはぜったいにあってはならない。

Barriers

Hugo van der Wedden, nurse

42

壁

認知症

ヒューホ・ファン・デル・ヴェデン
（看護師）

その女性はいつも、私のことを〝ジョン〟と呼んだ。18歳のときに片思いしていた少年に私を重ね合わせていたのだ。私がほかの女性と話しているのを見ると、必ずやきもちを焼いた。とはいえ、私たちの仲は非常に良好だった。

彼女には私を惹《ひ》きつける何かがあった。彼女はすでに記憶の境界があいまいになっていて、心のなかでは若いころの自分に戻っていた。おそらく、人生で最も楽しく、生き生きとしていた時期だったのだろう。少なくとも、私にはそう思えた。

私たちはよく、マンケ・ネリス［オランダの歌手］の音楽に合わせてダンスをしたり、しゃれたグラスに入ったアドヴォカート［卵黄と砂糖を使った甘いリキュール］を飲んだりして過ごした。

彼女の見舞い客はほとんどいなかった。ときどき息子たちが顔を出しにやってくるのを除けば、彼女はたいていひとりぼっちだった。

ある日、転んで腰を骨折したのが原因で彼女は亡くなった。後日、私と同僚たちが葬儀に出席すると、驚くような光景が広がっていた。大聖堂に、はち切れんばかりの人が集まっていたのだ。

その人だかりを眺めながら、私はこう思わざるをえなかった。「この人たちは、ここ数年間いったいどこにいたのだろう？」と。教会に集まった人たちは、彼女の子どもたちを除いて、誰ひとりとして施設に顔を出したことがなかったのだから。

彼らはみな、スピーチを行ったり、彼女との思い出を語り合ったりしていた。そして誰もが、彼女が施設で過ごした最後の数年間を「かわいそう」だと言った。

それを聞いて、私は心から傷ついた。私と彼女がともに過ごした時間、彼女が心から幸せそうに過ごしていた時間は、不幸なものだったのだろうか？

たしかに、彼女が悲しげな表情を見せたことは何度かあったが、その原因は〝孤独〟にほかならない。

しかし葬儀の日を迎えたとたん、何年ものあいだ彼女と距離を置いていた人たちが、手のひらを返したかのようにお悔やみの言葉を口にしている。

彼女がその光景を見たらなんと言うのだろう、と私は思った。

教会に集まった人たちは、私の心をずたずたに引き裂いた。

最初に感じたのは純粋な怒りだ。でも、あとになって社会学的な観点から考えてみると、あの葬儀の日の光景にはもっと複雑な背景があったのだとわかった。

彼らが一度もお見舞いに来なかったのは、施設のあり方そのものにも問題があったからだ。つまり私たちは、本当に外部の人に来てほしいのであれば、彼らがくつろげる環境を用意しなければならなかったのだ。

医療の世界では、患者本人はきわめて丁重に扱われるが、患者の親族や友人に対する配慮はじゅうぶんとはいえない。長いあいだ、医療施設はいわば「難攻不落の要塞」だった。

面会時間が厳密に定められていて、実の家族でさえ患者と一定の距離を置かざるをえない。多くの医療施設はいまだに高い〝壁〟に囲まれているように思う。いまこそ、その壁を取り払う時期なのかもしれない。

それから、わかったことがもうひとつある。あのとき教会に集まっていた全員が、彼女との関係が途絶えたことを少なからず悲しんでいたということだ。

たしかに、彼女と距離を置くことを決めたのは彼ら自身であり、そこにはそれぞれの事情があったはずだ。認知症になってしまった人は何をするかわからないので、あまりかかわりたくないと考える人は少なくない。

友人や知人は患者にどう近づけばいいのかわからなくなり、患者はどんどん孤独になっていく。そして患者本人は、家族や友人が少しずつ、しかし着実に離れていくのを感じとっている。

施設にいるあいだ、あの女性は何度も「自分はこれからもひとりでここにいるのだ」と考えたのだろう。そのたびに彼女はいつもの悲しげな表情を浮かべ、私たちは懸命に彼女を元気づけようとした。

彼女の人生は、施設に入る数年前から崩れはじめていたに違いない。知り合いがひとり、またひとりと自分のもとを去っていくのがどれほどつらいことかは、想像にかたくない。

そして**それこそが、認知症がはらむ最大の悲劇であり、私たちが社会として対処しなければならない問題なのだ。**

あの日、教会にいたおおぜいの人たちは、ある種の〝償い〟をしたかったのではないだろうか。一度は彼女の人生から姿を消し、彼女に孤独を感じさせたことへの罪悪感が、彼らを葬儀に向かわせたのだと私は思っている。

Lulled to sleep

Joost Drenth, gastroenterologist

43

不意打ち

C型肝炎

ヨースト・ドレント
（消化器専門医）

初めて彼と会ったのは、私がまだ研修医のころだ。

彼は、壮絶な人生を送ってきた40代の男性だった。いわゆる「機能不全家族」に生まれたあと、里親に引きとられ、その後は社会の隅で生きてきた。

そして、すっかり薬物依存症になってしまったころ、C型肝炎ウイルスに感染して私の勤める病院にやってきた。

当時、C型肝炎の治療法がひとつだけあったが、強い副作用をともなううえに、彼の症状には効果がないと判明した。

まもなく彼は、新たな治療法が見つかることにすべての望みを賭けた。あれほど粘り強く治療法を探し求める患者はめったにいない。彼は自分なりにいろいろ調べていたので、私たちの話し合いはたいてい専門的なディスカッションと化した。
私が会議から戻るたびに、彼はこう聞いてきた。「で、何か進展は?」

やがて、彼が熱心に治療法を探す理由がわかった。実は、似たような生活を送っていた彼の友人の多くが、C型肝炎を発症して亡くなっていたのだ。

彼はずっと、このウイルスがどれほど残酷な最期をもたらすかを目の当たりにしていた。彼の親友の症状はとりわけひどく、肝臓と脳がぼろぼろになっていたという。「あんなのはごめんだ」と彼は言った。彼が何より恐れていたのは、友人たちと同じ最期を遂げることだった。

数年前、C型肝炎の新薬が市場に出回りはじめた。ウイルスの増殖を抑えられる薬で、数か月以内に効果が見込めるというものだ。私は大喜びで彼にそのことを伝えた。

でも、その新薬も彼の症状にはほとんど効果がなかった。投与を終えたあと、ふたたびウイルスが活動を始めてしまったのだ。

新薬にも効果が見られないとわかり、彼はすっかり落ちこんでいた。ところが昨年、3番目の新薬が完成した。今度は、彼の肝臓を蝕《むしば》んでいるのと同じ「変異株」を標的としたものだ。

最初のうちは効果があるように思えた。しかし、まもなく別の症状が現れたので、私は超音波検査を行うことにした。あのときモニターに映し出された映像は、いまも忘れられない。彼の肝臓はところどころ白く光っていた。

私は思わず言葉を失った。その後、ＣＴスキャンですべてが明らかになった。彼は……肝臓がんを患っていたのだ。

５週間前、彼はホスピスに入った。川沿いにあるそのホスピスからは、すばらしい景色が眺められる。

私は彼に会いに行き、すべてを正直に話した。この数年間、仲間として、同時に案内役としてきみと一緒に歩いてきたが、私には注意が足りていなかったかもしれない、と。

私はもっと早い段階で超音波検査を行うべきだった。それがほかの患者だったら、間違いなくそうしていただろう。

なぜあのときはその発想に至らなかったのか、いまならわかる。私と彼とのあいだには「いまいましいC型肝炎ウイルスを彼の身体から取り除く」という暗黙の協定があった。

彼のウイルスは、いつしか「私のウイルス」になっていたのだ。

私はそのことだけを考えていたし、ふたりで力を合わせればきっとやり遂げられると信じていた。

ほかのことは何ひとつ私の目に映っていなかった。

「もっと早く超音波検査をしていたら、ぼくは治ったのか？」と彼は聞いてきた。

「いや……おそらく結果は同じだろう」と私は答えた。

それに、彼は手術を受けるのを嫌がっていた。肝臓移植のような大がかりな手術を受けるつもりはなかったはずだ。

それでも私は、このできごとに心をくじかれ、同時に大切なことを学んだ。「医師は患者と一定の距離を置き、広い視野をもたなければならない」ということだ。

加えて、病魔の恐ろしさにあらためて気づかされた。

病魔というものは、熟練の暗殺者《アサシン》のようにじっと身を潜め、思いもよらぬタイミングで患者に襲いかかるのだ。

彼は以前、煙草《たばこ》をやめたことをどれだけ誇りに思っているかを話してくれた。喫煙は彼が抱えていた最後の依存症で、やめるのは簡単ではなかった。

そしてその成功は、彼の新しい人生の第一歩になるはずだったのだ。しかし彼はいま、心からの恐怖と向き合っている。それは、数年前にはすでに彼をとらえていたものだ。

まもなく彼は、多くの友人たちと同じように、最期のときを迎えるだろう。

私には彼を助けられなかった。

いまの彼の望みは、1日でも長く生きることだ。私たちはWhatsAppで連絡をとり合っている。

最近、彼からこんなメッセージをもらった。「ヨースト、メッセージをありがとう。ぼくはいま、川に臨むこのホスピスで快適に過ごしてる。なかなか悪くない場所だ。ときどき、きみのことを考える」

44

管理する

大動脈弁異常

アンジェラ・マース
（循環器専門医）

溺愛する飼い猫、母親思いの娘、すてきな隣人、立派な家。彼女は、およそ望んだとおりの人生を送っていた。でも、大動脈弁に異常が見つかったとき、彼女はきっぱりとこう言った。

「手術を受けるつもりはありません」

彼女はすでに70歳前後の年齢だったが、とても健康的で、手術を受ければ問題なく回復するはずだった。しかし、ぜったいに自分の考えを曲げようとはしなかった。

それでも年に2回は検査を受けに来てくれたので、私は最低限、彼女のようすを観察することができた。私は彼女の心臓の超音波検査を行い、なんらかの症状が見られたときは薬を処方した。

最初の検査の日、彼女はまず蘇生措置を拒否する旨を示し、安楽死宣言書を手渡してきた。その後は検査に来るたびに、私がそれらの書類をきちんと保管しているかを確認してきた。

それから数年間は何事もなく過ぎていった。私はすっかり安心しはじめていた。彼女の大動脈の弁口が狭まっていることは超音波検査によってわかっていたが、彼女自身はとくに気にしていないようだった。

しかしある日の朝、元気な足取りで検査を受けに来た彼女は、とつぜん呼吸困難に陥った。彼女は私の向かいに座ったまま苦しそうにあえぎ、口の端からはわずかに泡を吹いていた。もしそこが自宅だったら、そのまま亡くなっていただろう。でもそのときは、私の目の前で窒息死しようとしていた。

彼女が私の助けを求めていないのはわかっていた。そのことについては、何度も何度も話し合ったのだから。

しかし医師というのは、患者の容体が悪くなったとき、自然と身体が動いてしまうものだ。彼女は元気そうに2本の足で歩いて病院にやってきた。そのまま何もせずに棺桶《かんおけ》に運ぶわけにはいかなかった。

私は人工呼吸器をつなぐことに決めた。どうにかしてこの女性を助けたい――その一心だった。まだ意識があった彼女は、人工呼吸器をつけることに同意してくれた。

ところが、スイッチを入れたとき、ある事実が判明した。彼女はもう、人工呼吸器なしでは生きられない状態だったのだ。喉にチューブをつながれている以上、会話はできないので、ジェスチャーか筆談で思っていることを伝えてもらうしかなかった。

案の定、彼女はそれまでの考えを変えることなく、私にこう伝えてきた。

〝これは私の意思に反しています。治療をやめてください〟

とはいえ、彼女をそのまま死なせるわけにもいかなかった。彼女の望みはよくわかっていたが、私は人工呼吸器をつないだままにした。

すっかり判断に困ってしまい、しかたなく医師としての本能に任せたのだ。申し訳ないとは思いながらも、私は彼女が助かることを願っていた。

いったいどうするのが正しかったのだろう？　私は、自分が感じている不安について、彼女の娘さんに正直に伝えた。

すると、ほっとする一言が返ってきた。

「大丈夫です。私から説明すれば、母はわかってくれますから」

やがて、話し合いの末、その女性の人工呼吸器のスイッチをオフにする日が決まった。彼女が最後に求めたのは、もう一度だけ飼い猫に会うことと、グラス1杯のワインを飲むことだった。

彼女は安らかに亡くなった。ベッドの足元には飼い猫が寝そべり、ナイトスタンドにはワインのボトルが置かれていた。数週間後、彼女の娘さんから私に宛てた手紙が届いた。読んだ瞬間、私のなかに熱いものがこみ上げてきた。

娘さんは私がどれほど葛藤していたかをわかってくれたようで、手紙にはこう書かれていた。

「いろいろありましたが、私は先生に感謝しています。先生のおかげで、母にお別れを言うことができたのですから」

あの女性は、「医師は常に患者の決断を尊重しなければならない」と教えてくれた。たとえその決断が自分の考えにそぐわないものであっても、例外ではないのだと。

患者は医師の所有物ではない。決定権をもつのは、あくまでも患者本人だ。医師は誰しも、全力を尽くして治療を施そうとするが、患者がいつもそれを望んでいるとは限らない。

いまではそのような考え方が一般的になっていて、医師と患者がじっくり話し合って落としどころを見つけることはめずらしくない。

しかし、15年前に彼女と出会ったころはまだ、医師は患者の〝管理者〟だと考えられていた。

あの女性は私の進むべき道を示してくれた。この15年間、彼女のことを忘れた日は1日もない。

「医師には、患者の話を聞く以上のことをしてはならない場合もある」

私が学んだのは、そういうことだ。

Mother courage

Frédéric Amant, gynaecological oncologist

45

母の勇気

子宮頸がん

フレデリック・アマント
（婦人科腫瘍専門医）

モニカが子宮頸《けい》がんだと診断されたのは、妊娠4か月を過ぎたころだった。その瞬間、彼女の身体のなかでは生と死の壮絶な闘いが始まった。

がんを治療するためには子宮を摘出しなければならないが、それはお腹《なか》のなかにいるわが子を失うことを意味する。モニカは過去にも一度、子どもを亡くしていた。数年前、初めて出産した子どもが低出生体重児で、誕生後まもなく亡くなったのだ。

子宮摘出術を行えば彼女の命は助かるが……永遠に子どもを産めなくなる。

どうにかして赤ちゃんを助けてください、とモニカは私に頼みこんできた。この子を産むことで自分の身体になんらかの悪影響があるとしてもかまわない、と。

彼女のがんが見つかったのは偶然だった。妊婦健診のときに、看護師のひとりがたまたま気づいたのだ。

そのとき、モニカの身体にはなんの症状も出ていなかった。「この子のおかげでがんが見つかったのですから、私も何かお返しをしたいんです」と彼女は言った。彼女の願いは、「自分の命を救ってくれたかもしれないわが子」に感謝の気持ちを示すことだった。

私は、お腹が大きくなったばかりの未来の母親の向かいに座ったまま、彼女の話に耳を傾けた。そのときにはもう、モニカに情が移っていた。

その後、私はある医学書に貴重な情報が載っているのを見つけた。そこには、ほんの数件ではあったが、がんを発症した妊婦が治療を受けながら無事に出産を終えた事例が紹介されていた。

つまり、モニカの望みをかなえるのは不可能ではない。でも、生まれた子どもの健康状態や、母親のその後に関する統計的なデータについては書かれていなかった。数日以内に決断しなければならないのに、不確定要素があまりに多かった。

しかし、私たちはわずかなチャンスに賭けることに決めた。子宮摘出を延期し、胎児がじゅうぶんに成長するまでモニカに化学療法を受けさせることにしたのだ。

妊娠32週目を過ぎたころ、ついに男の子が生まれた。出産が終わるとすぐに、同じ手術室で、私たちはモニカの子宮を摘出した。〝小さな勝者《リトル・ヴィクター》〟はとても元気で、健康状態も良好だった。

この成功に勇気づけられた私たちは、その後もがんを患った妊婦たちの治療を行うようになった。患者の誰かが出産を終えたと聞けば、すぐにその女性と子どもの顔を見に行くことにしている。元気な赤ちゃんを一目見てから産科病棟をあとにするとき、私たちはいつも安堵の気持ちで満たされる。

ほかの病院の医師たちは、私たちが「不必要なリスクを冒している」と考えていた。とはいえ彼らは、万が一の場合に備えて、妊婦が病気になったときは私たちの病院を紹介するようになった。

最近では、私たちの治療に疑いの目を向ける人はめっきり減った。これまで集めてきたデータによって、「胎児は私たちが思っている以上に強い」と明らかになったからだ。

また、がんを患った母親から生まれた子どもたちは、生後数年間はほかの子どもたちと同じように成長している。いまでは多くの医師たちが、がんを患った母親とその子どもの未来について明るい見通しをもち、私たちの情報やアドバイスを求めてくる。

あのひとりの母親は、まだ生まれていないわが子の命を守るためにあらゆるリスクを引き受けた。そして彼女の勇気は、結果的に何百人もの妊婦に大きな影響を与えることになった。

モニカの出産のあと、私たちは国際的な研究プロジェクトを立ち上げた。そのプロジェクトを通じてつくり上げたデータベースは、現在、多くの母親の助けになっている。

それまで、がんを患ってしまった妊婦は「中絶か早産か」という残酷な二択を迫られていた。

自分の命と胎児の命を天秤《てんびん》にかける苦しみは、想像を絶するものだろう。しかし、この数年間で集まったデータのおかげで、そのつらい選択を避けられるようになった。

私たちは文字どおり、多くの子どもを死の淵《ふち》から救ったのだ。

やがて、モニカのがんは完治した。彼女の息子は15歳になり、いまも元気に過ごしている。数年に一度、私たちはかつての患者たちを集める〝親族会〟を開いているのだが、モニカはいつも参加してくれる。

前回の会で、私はある若い妊婦と話をした。彼女は、〝先輩〟たちから勇気とアドバイスをもらうために参加したと言った。彼女は最初、化学療法を受けるかどうか迷っていた。しかし、元気に走り回る子どもたちの姿を見ているうちに、その迷いはなくなったようだ。

The final say

Kors van der Ent, paediatric lung specialist

46

最終決定権

未熟児／事故

コース・ファン・デル・エント
（小児呼吸器専門医）

保育器に入れられたその小さな男の子は、何日も前から生きるために闘っていた。その子はダウン症で、しかも生まれて数日後に深刻な感染症にかかってしまった。

私たちは人工呼吸器をつなぎ、血圧を安定させるための心臓の薬と、感染症の症状をやわらげるための抗生物質を投与した。

治療は日に日に大がかりなものになっていった。私たちは、小さくか弱いその身体に、いわば医療技術の〝大砲〟を放ちつづけた。もはや、自分が正しいことをしているかどうかもわからなかった。しかし、どんな手を講じても変化は見られず、その子の容体は悪くなる一方だった。

治療を始めて5日目の夜11時、勤務を終えた私は、お別れを言うためにその子の保育器まで足を運んだ。「きみはたぶん……今晩のうちに亡くなってしまう。もう会うことはないだろう」

私は心のなかでそう告げた。ところが翌朝、私が出勤したとき、その子はまだ同じ保育器のなかにいた。夜中のうちにとつぜん容体がよくなったようだ。


それから数年後のある日曜日の午後、4歳の男の子が集中治療室に運ばれてきた。活発で健康的なその少年は、祖父の家の裏庭で遊んでいるときに池に落ちてしまったという。長い時間溺れていたせいで心肺停止に陥ったものの、救急車のなかで蘇生措置を施したのが功を奏し、心臓がふたたび動きはじめていた。

問題は、意識が戻らないことだった。私たちは、午後の時間をすべて少年の治療にあてた。人工呼吸器をつなぎ、心臓マッサージを行い、さまざまな薬を投与した。

私は最悪の事態を想定していたが、やがて彼は意識を取り戻した。驚くと同時に、心からほっとしたのを覚えている。私たちは、目を覚ました少年から人工呼吸器を外した。

その夜も、私は勤務を終えたあとに彼の病室を訪れた。せっかくなので、簡単にあいさつでもしておこうと思ったのだ。

しかし、私がベッドに近づいた瞬間、彼の心臓がとつぜん止まった。すぐに蘇生措置を施したが、無駄だった。その少年は私の目の前で亡くなってしまった。

私にとっての〝特別な患者〟は、あのふたりの男の子だ。この30年間、私は彼らとともに生きてきた。

彼らが教えてくれたのは、「医師はときに〝極端な状況〟に直面する」ということだ。あの子たちは、まだ研修医だった私の前に現れ、この仕事の現実を突きつけ、私が果たすべき役割をはっきりと示してくれた。

駆け出しの医師は往々にして、「自分には患者の人生を変える力がある」と思いこんでしまう。薬や手術によって患者の運命は変えられる、大事なのは自分の行動だ、と。でも、医師は全能ではないと悟る日がいずれやってくる。目の前で起こるすべてのできごとに対処することはできず、どうにもならない状況に追いこまれることもあると気づくのだ。

最初の男の子に会ったとき、私と同僚は無意味だと思いながらもできるかぎりの処置を施した。でも結果的に、その子は助かった。

2番目の男の子にも同じことをしたが、結果は正反対だった。

しかし、それこそが医師が向き合わなければならない現実だ。私たちは、ときには途方もない時間をかけて、患者に最高の治療を提供する。それによって奇跡的に助けられる命もあれば、私たちの指のあいだからこぼれ落ちてしまう命もある。

結果がどうなるかなんて、誰にもわからないのだ。

「医学によってできることは限られている」

新人医師はみな、この言葉を覚えておくといい。私にとってあのふたりの男の子は、この大事な規範を思い出させてくれる基準点のような存在だ。

彼らは、医師としての正しい姿勢を教えてくれた。人の生死に関する〝最終決定権〟をもつのは神様だけだ。

私たちは、あくまでも謙虚に、自分にできるささやかな貢献を続けていくしかないのだ。

An infectious laugh

Marie-José van Dreumel, special-needs doctor

47

伝染する笑い

てんかん

マリー＝ヨゼ・ファン・ドレーウメル
（特別支援医）

その少年と出会ったのは、私が養護施設の子どもたちの診察をするようになって間もないころだ。彼は15歳で、いくつかの重い障害を抱えていた。知能は2歳児と同程度で、脳性麻痺《まひ》とてんかん発作に苦しめられていた。でも本当に明るい子で、彼の笑い声にはまわりの人を巻きこむ力があった。

彼が楽しそうに笑うたびに、私の顔にもいつの間にか笑みが浮かんでいた。

あるとき、彼の体重が急に落ちはじめた。てんかんもちの子どもによくあることだ。彼のような子どもは、ある意味では一流のアスリートに似ている。筋肉が常に一定の緊張状態にあるために、ふつうの子どもに比べて多くの栄養を必要とするからだ。成長期の子どもであればなおさらだ。

私たちは、彼のカロリー摂取量を増やすことにした。やがて彼の体重はわずかに増えはじめ、状況は改善したかに思えた。私はほっと胸をなで下ろした。

しかし、ある日を境に彼はまったく笑わなくなった。それまで彼がまとっていた明るい雰囲気は姿を消し、泣くことが増え、おかしな行動が目立ちはじめた。

彼は言葉をほとんど知らないので、何が原因かを聞き出すことはできない。結果的に、行動療法士や言語聴覚士や理学療法士らをはじめ、施設の医師全員が一堂に集まり、彼の身に何が起きているのかを話し合うことになった。

アドレナリンが足りていないのだろうか、家族とのあいだで何かあったのだろうか、車椅子の乗り心地が悪いのではないか……私たちは、ありとあらゆる可能性を検討した。でも、何ひとつとしておかしな点は見当たらない。念のため彼の身体を検査してみたが、手がかりは得られなかった。

ところが、やがてスタッフのひとりがあることに気づいた。なんとその少年は、食べ物を飲みこむのにとても苦労していたのだ。

ふつうの人は、とくに意識することなく食べ物を飲みこんでいる。しかし、私たちが知らないだけで、何かを飲みこむという動作は歩くよりも筋肉に負担がかかるのだ。

けいれんに苦しむ彼は、食べ物を一口食べるのに4回も5回も飲みこむ動作をしなければならなかった。当然、食事のたびにすっかり疲弊してしまい、体力を回復するのに長い時間を要する。いつしか、彼の1日は食事と休憩だけで成り立っていた。つまり、ほかのことを楽しむための時間も体力も残されていなかった。

私たちは彼の両親にそのことを伝え、今後は胃にチューブを通して栄養剤を投与することにした。すると、まもなく彼は元気になり、以前のような明るい少年に戻ってくれた。

それから半年後、私は仕事を終えたあと、帰る前にふらっと施設のようすを見に行った。その日は施設の演奏会の日だった。私は集まった親たちのなかに交じり、ステージの上に並んだ子どもを眺めた。

そこにいるのがふつうの学校に通う子どもでないのは一目でわかる。車椅子に乗っている子どもや、とつぜんの発作でけがをしないようにヘルメットをかぶっている子がたくさんいたからだ。そしてそのなかに、自由気ままに楽器を演奏するあの少年の姿があった。

そのとき、診察をしたことのあるひとりの男の子が私のそばにやってきた。

「マリー＝ヨゼ先生、どうしてここにいるの？」と、その子は不思議そうな顔で尋ねてきた。そして、周囲をぐるりと見回してからステージのほうを向いて、こう言った。

「ここには、病気の子なんてひとりもいないよ？」

その瞬間、私は医師としての自分の役割をはっきりと理解した。その子にとっての〝病気〟は、私たちの考えるそれとはまったく違うものだったのだ。

その子は、病気とはすなわち「悲しい気持ちでベッドに横たわること」だと考えていた。ステージの上にいる15歳の少年は、長いあいだ苦しい治療を受けていたが、その考えに従えば健康そのものだった。

目の前の少年の言葉は、私の仕事の意義を端的に表していた。ほかの分野の医師とは違い、私たちには患者の障害を〝治す〟ことはできない。

でも、その症状をやわらげることはできる。私たちの目的は、重い障害を抱えた患者が少しでも幸せな人生を送れるよう力を尽くすことなのだ。

気づけば、あれから長い年月が過ぎた。でも、あの夜のできごとを忘れた日はない。ステージの上から聞こえてきたあの少年の笑い声と、別の少年が発した短い一言。

そのふたつのおかげで、私ははっきりとこう思った。これからも、この子たちのケアを精一杯続けていこう、と。

Fighter

Dick Tibboel, intensive-care paediatrician

48

闘士《ファイター》

頭蓋骨異常

ディック・ティボル
（小児集中治療医）

生まれてきたその子を一目見たとたん、顔の形状に異常があるのがわかった。眼窩《がんか》が浅く、目が飛び出ていたからだ。

カーステインは、頭蓋骨のつなぎ目が通常よりも早い時期に癒合《ゆごう》する病気だった。頭蓋骨内の容積が狭くなるので、顔のかたちもふつうの子どもとはずいぶん異なってしまう。しかもカーステインは、気管の形状にも異常が見られた。私たちは、その子が正常な呼吸ができるように、喉にチューブを通さなければならなかった。

生まれてから数年のうちに、カーステインはさまざまな手術を受けた。

生死の境をさまよったのは一度や二度ではない。

ランプの光とサイレンの音とともにあの子が運ばれてくるたびに、私たちは最悪の事態を覚悟した。いちばんの問題は、カースティンの気管軟骨が正常に形成されていなかったことだ。

めったにないケースなので、私たちはすっかり頭を抱えていた。世界中の専門家に相談しても、何をどうするのが正解なのかはわからない。頻繁にカースティンの気管チューブを取り換え、そのたびに冷や汗をかきながら彼女を見守るという日々が続いた。

カースティンは、幾度となく美容整形手術や顔面再建手術を受けた。しかし、それでも彼女の見た目はふつうとは程遠く、どこに行っても周囲からじろじろ見られることになった。

カースティンの母親はこう言った。「以前、近くを通ったバスが道の真ん中で急に停《と》まったんです。どうしたんだろうと思ったら……運転手と乗客が、身を乗り出してあの子の顔を見ていました」

カースティンは、周囲の人たちが自分のほうを見て陰口を叩《たた》いているのに気づいていた。自分に友達はできるのだろうか？　ボーイフレンドはできるのだろうか？　この先もずっと、自分のことを笑う人たちと付き合っていかなければならないのだろうか？

年端もいかない少女がそんな不安を抱えていることに、私たちは胸を痛めた。でも、いつしか私は、カースティンの生き方に敬意を抱くようになっていた。

彼女はとにかく明るい子だ。カースティンの表情からは、いつもこんなメッセージが伝わってくる。「見て、これが私の顔なの。何か問題あるかしら？」

やがて、カースティンは看護師になった。私たちと同じ集中治療部で働くのが、あの子の長年の夢だったのだ。なにしろここは、あの子にとって〝第二の家〟ともいえる場所なのだから。

しかし、それまでに数々の治療を受けてきた彼女は、多剤耐性菌［抗生剤に対する耐性をもつ細菌］の保菌者だった。つまり、カースティンを私たちの病院に迎えることはできない。彼女にそのことを告げるのは本当につらかった。

あのとき、私は自分にこう誓った。これから先、この子のためにできることがあればどんなことでもしよう、と。カースティンはいま、障害をもった子どもたちのケアをする施設で働いている。

幼いころのカースティンは、いつも生と死の瀬戸際を歩いていた。彼女のおぼつかない足取りを見て、私たちは何度も最悪の事態を覚悟した。

ところが、私たちがあきらめかけるたびに、カースティンは無事に回復を遂げた。それがくり返されるうちに、私たちは「自分たちがあの子に引っぱられている」ような気持ちになっていた。

とはいえ、カースティンが大きくなるにつれて、今度は別の現実的な問題が浮かび上がってきた。私たちはよく、「自分は正しいことをしているのだろうか」と考えた。カースティンは数々の大手術に耐えてきたが、彼女はこれからもずっと、自分に向けられる好奇の目と闘っていかなければならない。この子は私たちのことを恨むのではないか、どうして助けたのかと責めるのではないか、という思いが頭から離れなかった。


でも、そんな不安はすぐに消え去った。カースティンは、私たちが彼女の命を救ったことに心から感謝していた。進級したり、休暇でどこかに出かけたりするたびに、彼女はポストカードを送ってくれた。

カースティンの両親は、娘のことを心から誇りに思っているようだ。彼らが娘を世間の目から隠そうとするのを見たことはない。


何年か前、私たちはついに彼女の気管のチューブを取り去った。何か悪い影響があるのではないかと恐れるあまり、20年間ずっとできなかったことだ。

でも、何も問題はなかった。彼女の気管にはもはや異常は見られず、ふつうの呼吸ができるようになっていた。無理にチューブを外したりせず、じっと待ちつづけたことが功を奏したようだ。

すぐに行動を起こすのが必ずしも正しいわけではない、ということだ。

気づけば、カースティンと初めて出会ってから23年がたった。彼女が見せてくれたのは、ひとりの〝闘士《ファイター》〟の物語だ。

「生きたい」という強い意志をあれほどまでに見せてくれた患者を、私はほかに知らない。

Lifeline

Rien Vermeulen, neurologist

49

命綱

仮病

リーン・フェルミューレン
（神経内科医）

その男性は、元かかりつけ医だった。患者のためなら昼夜を問わずどこへでも駆けつける、昔かたぎの医師だったようだ。

クリスマスのディナーの最中に呼び出しがかかることもめずらしくなかったという。

「それはそれでいいこともあったんだ」

そう語る彼の目がとても生き生きとしていたのをよく覚えている。彼はしばらく私のところに通っていたものの、症状がおさまったのを機に、自分のかかりつけ医のもとに帰っていった。

3か月後、彼は新たな症状を訴えて私のところに戻ってきた。最近どうも歩くのがつらいんだ、と彼は言った。

でも、私が詳しい説明を求めると、彼は急に口ごもった。なんだか、適当な答えをひねり出してその場をしのごうとしているように見えた。

さらに数か月後、彼はまたもや私を訪ねてきた。そのときは漠然とした不調を訴えていて、原因をつきとめることはできなかった。

しかし、彼がもう一度姿を見せたとき、私は何か事情があるのだと確信した。不信感を隠したまま彼と話したくなかったので、おそるおそるこう尋ねてみた。

「あの……本当はどこも悪くないんじゃないですか？」彼は椅子の背にもたれ、私をじっと見つめながら答えた。「きみの言うとおりだ」

どうやら彼は、私という信頼できる医師を手放したくなかっただけのようだ。

彼のかかりつけ医はいかにも官僚的なタイプだった。勤務時間は朝の9時から夕方の5時までと決めていて、患者は1秒でも早く病室の外に出すべきだと考えていた。そうした労働倫理は、彼がかつて掲げていたそれとは正反対だった。

彼は別に、医師の仕事を「神に与えられた使命」と考えていたわけではない。しかし、医師にはきちんと仕事をする義務があり、〝サラリーマン意識〟をもってはならないと信じていた。

彼はそれまで、信頼に足る医師がどの病院にいるかを常に把握していたという（ひとつの病院に何人もいるわけではない、と彼は言った）。彼はそういう医師にしか自分の患者を紹介しようとしなかったし、患者にもそのことを伝えていた。

でも、引退を迎えたいまでは、彼の情報が更新されることはなくなった。それどころか、彼自身がそうした医師に診てもらわなければならなくなる可能性もある。

そこで、彼は私に目をつけた。「この医師なら自分を理想的な病院に運んでくれるだろう」と思ったようだ。

彼が私を手放したくなかったのは、自分にとっての〝命綱〟だったからなのだ。

ひととおり話を聞いたあと、私は彼にこう言った。「ときどき顔を出しに来てください。架空の病気をでっちあげる必要なんてありませんから。今度はぜひ、医師だったころのお話を聞かせてくださいよ」

やがて、彼にとって私がどれほど重要な存在なのかがわかる事件が起きた。ある日の朝、私がいつものように出勤すると、診察室のドアに大きなメモが貼られていた。そのメモには「大至急、循環器科に電話をください」と書いてあった。

電話をかけて話を聞いたところ、どうやら元かかりつけ医のあの男性が不整脈を起こして運ばれてきたようだ。

治療にあたった循環器専門医は、すぐに薬を飲ませようとした。でも患者は、「フェルミュ－レン先生が承認するまで治療は受けない」と言って薬を飲むのを拒んだという。「神経内科医に心臓病のことがわかるはずないでしょう」と専門医が反論しても、患者は意思を曲げようとしなかった。

当然、その専門医はすっかり腹を立てていた。

私はすぐに患者に電話をつないでもらい、こう伝えた。大丈夫、何も心配はいりません、と。

「人は誰でも、他人に手を引いてもらわなければならないときがある」

これは、私が長年かけて学んできたことのひとつだ。

最近は、患者は治療に関する決断をひとりで下せると考えられるようになってきたが、本当にそうだろうか？

かつてのかかりつけ医にさえできなかったことを、ふつうの人が簡単にできるとは私には思えない。どの病院に行き、どんな治療を受ければいいのかに関して、信頼できるデータは存在しない。

ウェブサイトに載っている病院や医師のランキングは、はっきり言ってあまり役には立たない。だから患者は、医師に正しい病院を紹介してもらう必要がある。

そしてそのためには、まず土台となる「信頼」が不可欠だ。信頼の大切さを私に教えてくれたのは、元かかりつけ医のあの男性だった。

それから数年間、私は3か月に一度のペースで彼と会った。私はいつも、その時間が楽しみだった。

彼はよく、かつての医療業界のことや、出会った患者たちのことを話してくれた。それらの物語のひとつひとつが、私にとってかけがえのない宝物だ。

彼のほうも、私の存在を身近に感じて安心できたようだった。彼が長生きしてくれたことを、私は心からうれしく思っている。

50 延長時間

肺がん

ワウター・ファン・ヘッフェン
（呼吸器専門医）

彼女は最初、背中の痛みを訴えて病院を訪れた。彼女を診た医師は、とくに不審には思わなかった。

たしかに、まだ若く、活動的で、煙草も吸わない20代前半の女性が重い病気を患う可能性はきわめて低い。しかし、彼女が息切れを訴えてふたたび診察を受けに来たとき、スキャンによって真実が明らかになった。

その女性を苦しめていたのは、あまり前例のない、攻撃性の高い肺がんだった。しかも、すでに転移が見られた。

がんは少しずつ彼女の身体を蝕んでいった。まず彼女の視力を奪い、それから脊椎に転移して脊髄損傷を引き起こした。

初めて私の病院に来たとき、彼女はすでに化学療法と放射線治療を受けていた。ちょうどそのころ、彼女が患っているのと同じ種類のがんを標的とした新薬が出回りはじめたので、私たちはそれを試すことにした。

たとえがんが治らなくても、延命できる可能性はおおいにあった。でも、投薬治療が始まってから数日後、今度は重い肺炎の症状が現れた。抗生物質で症状を抑える以外に対処法はないが、効果が現れるまでには時間がかかる。

とにかく……時間が足りなかった。

彼女の気道はすっかり収縮していて、じゅうぶんな酸素を取りこめない。それが何を意味するかは、誰もがよくわかっていた。彼女の呼吸は少しずつ浅くなり、肺には老廃物が蓄積していく。早急に手を打たなければ、彼女はその夜のうちに亡くなってしまうだろう。

彼女がその夜を乗り切り、さらに数日間を無事に過ごす方法がひとつだけあった。マスク型の人工呼吸器を装着し、鼻と口をしっかりと覆うことだ。機械の力を借りれば、重度の呼吸困難を起こした患者でも呼吸ができるようになる。

しかし、かなりの不快感をともなうので、マスクを外したがる患者も少なくない。それに、人工呼吸器をつないだとしても、助かる見込みはけっして高くはなかった。

私は彼女のベッドサイドでひどく悩んだ。

もし人工呼吸器を使っても効果がなかったら、余計な苦しみを与えるだけではないか？　あるいは効果があったとしても、それによって彼女が手にする時間が「充実した時間」だといえるのだろうか？

要するに、私が考えていたのはこういうことだ。

「自分はいま、本当に正しいことをしているのだろうか？」

本来なら、彼女は病院で苦しい思いなんてせずに、街に出かけたり、友人とパブで談笑したりして楽しい日々を送っているはずなのだ。

「残念ながら病状は思わしくない」と私は彼女に伝えた。

そして、人工呼吸器を使えばもう少し生きられるかもしれないと説明した。苦しげに息を切らす彼女は、一度に一言か二言しか言葉を発せなかったが、それでも毅然《きぜん》とした態度でこう答えた。「お願い」

私は最悪の結末を覚悟したが、その後、事態は驚くべき展開を見せた。あのとき目にした一連のできごとは、この先もずっと忘れることはないだろう。彼女が人工呼吸器の苦しみに耐えているあいだに、抗生物質が徐々に効いてきた。

続いて、がんの新薬の効果も現れはじめた。がん細胞が撃退されたことで、数日後には視力が少し回復し、起き上がることも、足を動かすこともできるようになった。

彼女はふたたび、自分の身体を自分でコントロールできるようになったのだ。

その後、晴れて退院した彼女は、自宅で18か月間生きつづけた。それは、計り知れないほどの価値がある〝延長時間〟だった。

彼女は1日1日を大事に過ごしたので、その18か月間は、ふつうの人の一生に匹敵するほど充実したものになった。

彼女のベッドサイドで、私は大事なことを学んだ。

あのとき、私は彼女の〝クオリティ・オブ・ライフ〟について、自分なりに考えをめぐらせていた。

しかし、彼女にとっての〝クオリティ〟は、私の考えるそれとはまったく違うものだったのだ。

人はよく、こんなことを口にする。「もし自分が全身麻痺になったり、不治の病を患ったりしたら、そのときは潔くおさらばするよ」

でも、そういうことを口にするのは、たいていは健康な人だ。最悪の事態が自分の身に降りかかったときに同じことが言えるかどうかは、実際にそうなってみないとわからない。

そして、本当に追い詰められたとき、人の考えというのは簡単に変わってしまうものだ。

医師も結局はひとりの健康な人間なのだから、患者の〝クオリティ・オブ・ライフ〟を一方的に判断することはできない。

私たちにとっては無意味に思えることが、患者にとっては計り知れない価値をもつかもしれないのだ。

Conundrum

Marianne Wigbers, obstetrician

51

難題

腸壁破裂

マリアナ・ウィグバース

（産科医）

それは、彼女にとって初めての妊娠だった。最初の検査では、母子ともに何も問題はなさそうだった。

彼女と夫は少し前にその地区に越してきたばかりで、ふたりとも忙しい職場で働きながら、充実したせわしない日々を送っていた。

キャリアを積むのに必死になっている都会人――それが私から見た彼らの印象だった。ふたりがのちにあんな決断を下すなんて、夢にも思っていなかった。

最初のエコー検査では異常は見られなかった。しかし妊娠20週目、近所の病院でエコー写真を撮ったところ、おかしな点が見つかった。

すっかり困ってしまった超音波検査士が婦人科医に相談すると、その婦人科医はすぐに診断を下した。胎児は、腸壁破裂を起こしていたのだ。おへその近くの腹壁に穴があいて、腸が飛び出してしまう病気だ。

さらに、その子は心臓にも異常があると判明した。状況を理解した婦人科医は、ただちに夫婦にこう尋ねた。「妊娠を終わらせるつもりはありますか？」と。そして、深刻な状況だが、いまならまだ引き返せると伝えた。

世の中には、障害をもった子どもを産むのを嫌がり、超音波検査でなんらかの異常が見つかったときに人工中絶を選択する親も少なくない。

しかしその若い夫婦は、婦人科医の提案に対して、怒りのこもった声でこう答えた。

「妊娠を終わらせるなんて、論外です。話し合うまでもない。二度とそんなことは言わないでください」

その子が生まれたのは、オランダの解放記念日だった。両親は、そのかわいらしい女の子にフィオナという名前をつけた。

出産場所は、私たちの病院から少し離れたところにある大学病院だった。私は出産には立ち会えなかったが、たまたま近くでほかの産科医たちとのミーティングがあったので、少し顔を出すことにした。

若い母親は産後の疲労でぐったりとしていて、フィオナは生まれてすぐに手術室に運ばれていた。手術は、医師たちが最初に考えていたものよりもずっと簡単だった。腹腔《ふくくう》の穴は無事にふさがったし、心臓の異常は思ったほど深刻ではなかった。

後日、私はその両親にこう伝えた。あのとき、あなたたちが見せてくれた断固たる態度のおかげで、私も勇気をもらえたのだ、と。

わが子の命をあきらめないという選択は、彼らの強いメッセージであり、多くの若い親が直面する〝難題〟に対するひとつの答えだった。いまでは、出生前診断を通じて、胎児になんらかの異常がないかを調べられるうえ、妊娠中絶を非難する声もかなり減っている。〝デザイナーベイビー〟社会の一歩手前まで来ているといえるかもしれない。

でも、障害をもつ子どもを産んだからといって、その子と家族の生活が苦しいものになるとは限らない。この若い夫婦には、生まれてくる子どもの命をあきらめるという選択肢は最初からなかった。

婦人科医から中絶を提案されたとき、それに反論するのは非常に勇気がいることだ。その後どんなことが待ち受けているのか、そもそも障害の程度はどのくらいなのかを事前に知ることはできないのだから。

私は最初、「働き盛りの若い夫婦が障害をもった子どもを受け入れるはずがない」と考えていた。でもそれは、大きな間違いだった。あの夫婦が教えてくれたことがふたつある。**何事も第一印象で判断してはならないということと、他人がどんな選択をするかは誰にも予測できないということだ。**

ときどき、あの夫婦に中絶を勧めた婦人科医を問いただそうかと思うことがある。結局、その婦人科医が予測したことは、何ひとつとして起こらなかった。

先日、フィオナは8歳の誕生日を迎えた。いつ会っても、かわいらしい元気な少女だ。片方の腹筋がないが、理学療法を受けながら日常生活を送れている。心臓に見られた異常は、いつの間にかきれいに消え去ったようだ。

「子どもが健康ならそれでいい」

これは、これから親になろうとしている人によくかけられる言葉だ。誰もが善意から口にする決まり文句だが、よく考えてみると、あまりにばかげている。どんな病気を抱えていようと、子どもを愛する親の気持ちに変わりはないのだから。

親が子どもに与える愛情がどれほど大きく、無条件なものなのかを、私はあの若い夫婦に教わった。

Small victories

Joost Meesters, nurse

52

小さな勝利

アルツハイマー病

ヨースト・メースタース
（看護師）

リチャードは、かつては近隣の病院で麻酔科医長を務めていた。周囲の人をとりまとめる能力に長《た》けていた彼は、30年間ずっと、手術室でチームを引っぱる唯一無二の存在だった。

でも数年前、同僚のひとりが、リチャードの物忘れが増えてきたことに気がついた。やがてリチャードも、自分の記憶力が低下していることを自覚し、ノートにメモをとるようになった。

あとになって、彼の奥さんがそのノートの束を見つけたのだが、最初の日付は彼女が症状に気づくよりはるかに前だった。

リチャードは何年ものあいだ、ひとりで物忘れの症状と闘っていたのだ。

しかし、リチャードが正式な診断を受けるまでには長い時間がかかった。まだ50代の男性がアルツハイマー病を発症するなんて、誰も予想していなかった。

最初のうち、彼は外来診療を受けていたが、やがて症状が悪化して家では面倒を見きれなくなり、私たちの病院の若年性認知症患者用の病棟に入院することになった。

入院当日、私たち医療チームとリチャードの家族全員が病棟に集まり、彼の到着を待った。そして、彼が病室に入ると、すぐさま盛大なパーティーが始まった。リチャードはその場にいた全員と握手を交わし、集まってくれてありがとう、とお礼を言った。彼は本当にうれしそうな顔をしていた。

奥さんは「今日からここがあなたの家よ」と言い、こらえきれずに涙を流した。なぜ奥さんが泣いているのかは、リチャードにはさっぱりわからない。

でも彼は、穏やかな表情を浮かべながら奥さんをそっと抱きしめた。

その光景を見て、私は感動した。アルツハイマー病は終わりのない悲しみをもたらすと言われるが、リチャードに限っては大丈夫だろう――あの瞬間、私たちの誰もがそう信じていた。

しかし、その後すぐに、**彼の症状を甘く見すぎていたことがわかった。リチャードはすでに、私たちの手の届かないところにいたのだ。**

彼は他人に助けられるのを嫌がり、私が何かを手伝おうとするたびに怒りをあらわにした。彼の目に映る私は、身のほど知らずの新米医師でしかなかったようだ。

そこで、私と同僚は違うアプローチをとることにした。リチャードは、長いあいだ病院で管理職につき、数々の行事を主催し、クリスマス会をはじめとするパーティーでみんなを盛り上げていた男だ。昔と同じ立場を与えてあげるのがいいのではないか、と私と同僚は判断した。

ある日、私は彼の靴をじっと見つめながらこう話しかけた。「こんにちは、リチャードさん。いい靴を履いてますね。それ、どうやって脱ぐんですか?」そして、彼に靴の脱ぎ方を教えてもらった。

また、あるときはリンゴのピューレの瓶を手渡し、開けてほしいと頼んだ。苦労してようやく蓋を開けたとき、彼は満面の笑みを浮かべていた。

また、彼が入院して間もないころ、洗濯室に新しい洗濯機が設置された。工事の日、リチャードは何かの書類を片手に洗濯室に現れ、立ったまま技術者たちに指示を出していた。気づけば、彼はすっかり気さくな人物になっていた。

私たちが廊下で話をしていると、ときどき話に入ってきて真剣な表情で助言をくれた。

私たちの患者の大半は、まだ働き盛りの年齢だ。しかし、もはや彼らには自分が置かれている状況を理解することはできない。

患者の子どもは、大半がまだ若いにもかかわらず、親が少しずつ遠ざかっていくのを感じている。患者の夫や妻は、人生の半ばでとつぜん生涯の伴侶と離れ離れになってしまう。

私たちの使命は、そういう悲しい宿命を背負った患者たちに少しでも希望を与えることだ。リチャードは大切なことを教えてくれた。**認知症のすべてが暗く悲しいわけではない**こと、そして**認知症患者でも幸せを手に入れられる**ということだ。

患者はみな、日々の〝小さな勝利〟を心から祝える人たちだ。リンゴのピューレの瓶を開けたときのリチャードの笑顔には、何ものにも代えられない価値があった。


この前、寝室に戻ろうとしているリチャードが、ぼんやりしていたせいで自分の部屋の前を通り過ぎるのが見えた。

私は彼を呼び止めてこう言った。「どうしたんですか？　ちょっと疲れてるんじゃないですか？」すると、彼はこう答えた。

「そうだな……実は、このところ物忘れが増えてきたんだ」

私たちは、顔を見合わせてしばらく笑った。

Zest for life

Ko Schoenmakers, veterinary surgeon

53

生きる意欲

脊髄損傷

コー・スフーンマーカーズ（獣医）

ルーマニアで生まれたその犬は、生後すぐに脊髄に損傷を負ったせいで、うしろ足の麻痺と尿失禁という深刻な障害を抱えていた。

あるとき、ひとりのオランダ人女性がその犬を家に連れ帰り、愛情をもって世話するようになった。彼女は毎日その犬におむつを穿《は》かせ、特製の車椅子まで与えた。小さな二輪車にうしろ足を支えてもらったおかげで、その犬は元気に走り回れるようになった。

最初のうちは、彼女の試みは功を奏したかのように思えた。しかし、毎日のように床の上で引きずられていた2本のうしろ足には、ひどい擦り傷がつき、やがて化膿《かのう》してしまった。

でもその犬は、痛がるどころか傷口を噛《か》みはじめた。当然、傷はどんどん悪化し、ついに動物病院で治療しなければならなくなった。

飼い主が最初に相談した獣医は、２本の足を切断するよう勧めてきた。しかも、手術費用は非常に高額だった。

もしそれが嫌なら楽にしてあげるしかない、とその獣医は言った。「残念ながら、もはや治る見込みはありません」

そこで彼女は、セカンドオピニオンを求めて私のもとを訪ねてきた。

正直、彼女の話を聞いたとき、私はあまり気乗りしなかった。車椅子に乗り、おむつを穿いた犬を治療するなんて、いささか度を越えている気がしたのだ。

本当にその犬のことを考えているなら、むしろ楽にしてあげたほうがいいとさえ思った。

でもそのとき、入り口のドアからその犬がひょっこりと顔を出した。まだ若く、元気で、いたずらっぽい顔をした茶色のテリアだ。その犬はそのまま部屋に入ってくると、小さな車椅子をつけたまま楽しそうに走り回っていた。ぶら下がっている２本の足のことなんて、気にもしていないようだった。

そのつぶらな瞳をのぞきこんだ瞬間、私の心にあった迷いは消えた。目の前にいるのは、私の助けを必要としている１匹の〝患者〟だった。

私たちは、その子に最高の治療を施すためにクラウドファンディングを立ち上げた。手術そのものは無料で行うが、物資の調達費用を集める必要があったからだ。

また並行して、原価だけで義足をつくってくれる義肢装具士を探し出した。足の切断部を保護し、下半身と車椅子をしっかりとつなぎとめるには、特製の義足が不可欠だった。車椅子本体にもさらなる改良が加えられた。


私たちの試みは大成功を収めた。手術のあと、その子は以前よりも速く走れるようになった。あまりにも速く走るので、ときどきつまずいて転んでしまったほどだ。転んだあとは苦労しながらなんとか起き上がり、ふたたび走りはじめた。

動物が新しい境遇に順応していく過程を眺めるのは、本当にすばらしいことだった。

私にとって、動物に感情移入するのはめずらしいことではない。でも、初めてあの子と目が合ったときのことは、この先もけっして忘れることはないだろう。その瞳には、「生きたい」という力強いメッセージが込められていた。

あの瞬間、私はあの子に心を奪われてしまったのだ。


あの元気なテリアが教えてくれたのは、「獣医にも、自分が見たものや感じたことを頼りに判断を下す権利がある」ということだ。

もちろん、批判的な視点をもつことは大事だし、大がかりな手術が必要な場合は、それが本当に動物のためになるのかを合理的に考えなければならない。

でもときには、自分の本能を信じることも大切だ。動物たちがそうするみたいに。

あのテリアは、いまでは私の病院の常連だ。手術から2年がたったが、あの子はいまも元気に過ごしている。

あの日、飼い主の女性から相談を受け、あの子の生死を決める手伝いをしたとき、私はなんだか重すぎる責任を背負ってしまった気がした。

しかし、私たちの決断は間違っていなかった。あの子の楽しそうなようすと、生き生きとした顔を見るたびに、私は報われたような気持ちになる。

Jumping to conclusions

Rob Slappendel, anaesthesiologist

54

早とちり

落下事故

ロブ・スラッペンデル

（麻酔科医）

彼女がＥＲ（救急救命室）に運びこまれてきたのは、夜の10時ごろだった。意識はなく、身体は血まみれで、顔面は原形をとどめていなかった。しかも全身の骨という骨が折れていた。

救急救命士たちの言うところでは、その女性はアパートメントの8階から飛び降り自殺を図ったようだ。彼女の夫もそう証言していた。

ただちに大規模な手術チームが編成され、彼女は大急ぎで手術室に運びこまれた。

当時、私はまだ麻酔科医の研修を受けはじめて2年目だった。とはいえ、すでにひとりで仕事を任されていたので、私は手術台に寝かされた彼女を一晩中観察した。外科医たちが手術を行うあいだ、さまざまな診療科の医師が姿を見せた。かかりつけ医、血管外科医、形成外科医、耳鼻咽喉科医、神経外科医、歯科医……それほど多くの医師が手術室を出入りするのを見たのは初めてだった。

しかし、夜も半ばを過ぎたころ、私の頭をこんな考えがよぎった。こんなことをして何になるんだろう、と。目の前にいるのは、自ら望んで人生を終わらせようとした女性だ。なのに私たちは、全力を尽くして彼女の治療にあたっている。

よく考えてみると、なぜそこまでしなければならないのだろう？　朝8時になると、私は勤務を終えて同僚と交代した。手術はまだまだ終わりそうになかった。

午後6時になり、私がふたたび同僚と交代したとき、手術はまだ続いていた。それを見て、私は一抹の不安を覚えた。長時間にわたって麻酔をかけると、患者の命に危険が及ぶ可能性があるからだ。

そこで私は、タイムリミットが近いことを自分の指導医に伝えた。その指導医は患者のようすを確かめたあと、私の意見に同意してくれた。

そして、彼女が運ばれてきてからちょうど24時間がたったころ、手術を終わらせるよう指示が下された。私は彼女を集中治療室に運び、数日にわたって状態観察を行った。結果的に、人工呼吸器を装着する必要こそあったものの、麻酔による後遺症はなかった。

その後、私は少しずつ彼女のことを忘れていった。

それから2か月後のある日、私は集中治療室で臨時の勤務にあたっていた。集中治療室にいるすべての患者のカルテをチェックしていると、過去に自分が書いた報告書が見つかった。

その報告書が挟まっていたのは、飛び降り自殺を図ったあの女性のファイルだった。なんと、彼女はまだ集中治療室にいたのだ。人工呼吸器につながれ、いまだ意識が戻らないまま、彼女は深刻な合併症と感染症に苦しめられていた。なんという時間と資源の浪費だろう――私は心のなかでそうつぶやいた。

しかし数か月後、彼女の容体が回復しはじめ、「もう少ししたら人工呼吸器を外しても大丈夫だろう」という判断が下された。すばらしいニュースだった。

でも、ひとつだけ妙なことがあった。彼女の夫にそのニュースを伝えたとたん、彼がお見舞いに来る頻度が減ってしまったのだ。

人工呼吸器が外された日、彼女はすぐに意識を取り戻した。

病院に運びこまれてから数か月がたち、私たちはようやく彼女と会話ができるようになった。

しかし、彼女の最初の言葉を聞いた瞬間、その場にいた全員が凍りついた。「夫が……

私をバルコニーから突き落としたんです」。彼女はそう言った。

誰もが言葉を失っていた。数か月間ずっと、私たちは彼女が運ばれてきた理由を「自殺未遂」だとばかり思っていたのだから。

すぐに警察が病院にやってきて、彼女の証言を聞き、調書を作成した。まもなく彼女の夫は逮捕され、殺人未遂を自供した。


私は、その女性に一種の反感を抱いていたことが恥ずかしくなった。彼女が運びこまれてきたあの夜から、人工呼吸器のスイッチが切られる瞬間まで、私はずっと「この治療になんの意味があるのだろう？」と思っていたのだ。

このできごとがきっかけとなり、**私は「どんな患者にも治療を受ける資格がある」と考えるようになった。**年齢も性別も職業も既往歴も関係なく、病院に運ばれた理由が殺人未遂であれ、自殺未遂であれ、ほかのどんな理由であれ、例外ではないのだと。

あの女性にまつわる事件は、私の仕事のあり方だけでなく、人生観そのものを変えてくれた。

私はいま、人とかかわるときは、時間をかけて相手の背景を掘り下げ、その行動原理を少しでも理解するよう心がけている。

55

時間が足りない

大腸がん

ヤニー・デッカー
（かかりつけ医）

同僚のひとりが産休をとったので、その間、彼女の患者の何人かを私が担当することになった。産休はせいぜい4か月だし、それくらいの時間なら大丈夫だと思ったのだ。

しかし当時の私は、大学で研究を続けながら日々の長時間勤務をこなしていた。彼女の仕事まで引き受けるのはとても無理だと悟るまでに、長い時間はかからなかった。

それでも最初のうちは、その気になれば多少仕事が増えてもなんとかなると信じていた。いま思えば、自分を少し過大評価していたのかもしれない。

あの高齢の女性が私のところにやってきたのは、まさにその時期だった。

彼女のことはよく知っていた。数年前に夫を亡くして以来、いつも悲しげな雰囲気をただよわせている女性だった。

話を聞いたところ、少し前に便に血が交じっているのに気づき、痔《じ》ではないかと心配して診察を受けに来たようだ。

たしかに、彼女は以前にも同じ症状に悩まされていた。私は彼女を診察したが、とくに異常はなさそうだったので、治療をしないことに決めた。

彼女の顔がやや青ざめているような気もしたが、私は気づかないふりをした。彼女に元気がないのはいつものことだったし、私はとにかく忙しすぎた。実際、その日もすでに時間外労働をしていた。


原因はおそらく偏った食生活だろう、この女性の境遇を考えれば不思議なことではない——私は自分にそう言い聞かせた。

後日、その女性は血圧検査のためにふたたび私のもとを訪ねてきた。しかしその日は、前回の出血のことは何も言ってこなかった。

「あれから調子はどうですか?」と彼女に尋ねるべきだったかもしれない。でもそのときは、少しでも早く検査を終わらせたいという気持ちしかなかった。あとで本人から聞いたことだが、彼女は私がストレスに押しつぶされそうになっているのに気づいていたようだ。

オランダ北部出身の我慢強いその女性は、私がどんな気持ちで診察にあたっていたかを知りながら、文句ひとつ言わなかったのだ。

それから数か月後、彼女はまたうちの病院にやってきた。今度は疲れた顔をして、げっそりと痩せていた。ひどい貧血状態だった。

S状結腸鏡検査を行ったところ、原因が明らかになった。彼女は……大腸がんを患っていたのだ。肝臓にも転移していて、もはや手の施しようがなかった。

彼女に診断結果を伝えに行くとき、私は自分の葬式に向かっているような気分になった。その前の晩は罪悪感で眠れなかった。どうしてすぐに検査を受けさせなかったのか、と私は何度も自分を責めた。

検査を受けさせていたとしても、彼女を助けられたとは思えない。でも、いくら自分をなぐさめても、私ががんの兆候を見過ごしたという事実は消えなかった。

彼女は間違いなく自分を責めるだろう、と私は思っていた。ところが、実際はその逆だった。なんとその女性は、私が多大なストレスを抱えているのを察して、元気づけようとしてくれたのだ。

「先生、自分を責めないでください。そんな必要はありませんから」と彼女は言った。そして、自分はけっして不幸ではない、と続けた。「どうせひとり暮らしだし、これから先も孤独になっていく一方でしょう？　それに、夫が亡くなるまでは、本当にすばらしい人生を送ってこられたんですから」

私たちの立場は逆転していた。彼女をなぐさめるはずが、いつの間にか私のほうがなぐさめられていた。彼女の言葉のおかげで、自分の心が軽くなるのがわかった。

あの状況で同じようにふるまえる患者が、世の中にいったいどれだけいるのだろう？

彼女に元気づけられながら、私は重大なことに気がついた。

私の注意力を奪ったのが、善意で引き受けた仕事だということだ。彼女のおかげで、他人とのあいだにはきちんと境界線を引き、ときにははっきり「ノー」と言わなければならないとわかった。

それにたいていの場合、「量を減らすこと」は「質を上げること」につながるのだ。

私はいま、仕事で手一杯になるたびに、北部出身のあのすばらしい女性のことを考える。彼女は大切なことを教えてくれた。**人生において何より大事なのは、立ち止まり、振り返り、じっくり考えるための〝時間〟なのだと。**

Sense of calm

Jan Lavrijsen, geriatric specialist

56

穏やかな表情

昏睡状態

ヤン・ラヴレイセン（老年病専門医）

彼女はもう5年以上、意識を失ったまま療養施設のベッドで過ごしていた。大きな事故にあったあと、病院で合併症に見舞われた40代前半の女性だ。

30年前、私が医師になって間もないころは、廊下の奥のほうにある目立たない病室に、彼女のような患者が何人も寝かされていた。当時の医学ではどうにもできない、いわば〝忘れられた患者たち〟だ。

誰ひとり助かる見込みはなく、なかには20年から30年ほど収容されている人もいた。

日中、彼女の目は開いていたが、コミュニケーションはとれなかった。彼女はいつも神経がたかぶっていて、しょっちゅう発作的に泣き出した。

理学療法士の努力もむなしく、腕と指と爪先は奇妙な方向に曲がったままだった。鼻に通したチューブから栄養剤を注入すると、よく痰《たん》や胃液、ときには血を吐きながら咳《せ》きこんだ。真っ青な顔で苦しそうにあえぐ彼女を見るたびに、この女性はいずれ窒息死してしまうのではないかと恐ろしくなったものだ。

彼女が咳きこんだあと、ふたたび鼻にチューブを通すのは非常につらい作業だった。私たちは、胃に直接栄養チューブを通すことを検討した。でも、そのためには手術が必要だ。それが本当に彼女のためになるのか、私たちには確信がもてなかった。胃にチューブを通したところで、彼女の苦しみを引き延ばすだけかもしれない。

そこで私たちは、彼女の家族とかかりつけ医にも相談することにした。

彼らはきっぱりとこう言った。彼女は不必要な延命治療を望まないだろう、と。

その後も私たちは、手当たりしだい相談をして回った。同僚の医師たち、臨床宗教師、臨床倫理士、医療法の専門家……。

さまざまな話し合いを経て、私たちは手術をしないことに決めた。さらに家族には、「次にまたチューブが外れた場合、新たなチューブの挿入は行わない」ことに同意してもらった。

それは、私たちが悩みに悩んで決めたことだった。私は彼女の家族にはっきりと伝えた。

「このまま治療を続けていても……回復の見込みはありません」

治療を中止するのが本当に正しいかどうか、私たちにはわからなかった。なにしろ、当時はまだ、参考になるような事例も判例もなかったのだから。

そして、ある日ついに看護師から連絡があり、「チューブがまた外れてしまった」と知らされた。そのときのことは、いまでもよく覚えている。私たちは4か月ものあいだ、その瞬間に備えて議論を重ねてきたのだ。

いよいよ実行に移すときだった。私は彼女のベッドサイドに腰を下ろし、できることなら治療を続けたかったと言った。彼女と意思疎通を図る最後の試みだった。

はたして自分は、これから起こることを受け止められるのか、乗り越えられるのか――それを確かめたかった。

「……これが最善の選択です」。私は彼女にそう伝えた。

そのとき、彼女はとつぜん穏やかな表情を浮かべた。その1週間後、彼女は安らかに息を引きとった。彼女が事故で意識を失ってから6年がたっていた。

家族は深く悲しみながらも、彼女の苦しみが終わったことに安堵していた。のちに法的な調査が行われ、私たちの行為は正当なものだったと判断された。

あの女性にまつわる一連のできごとは、治療に対する私の見方を大きく変えた。あの日、彼女のベッドサイドで私が考えていたのは、すべての医師が向き合うべき根本的な問題だ。「この女性にとっての〝最善〟とはなんだろう？」「医師として、自分に何ができるのだろうか？」

あのとき出した答えと、それにともなう結果は、医師としての私の考え方に変革をもたらした。私は最初、「治療を中止することが本当に正しいのだろうか？」と自問していた。でも、気づけばその問いは、「意識が戻らず、回復の見込みもない患者を、このまま治療するのが本当に正しいのだろうか？」というものに変わっていた。

以来、私と同僚たちは、似たような状況で決断を下す方法を医療施設の医師たちに教えながら、独自の研究を続けている。長いあいだ意識障害を抱えている患者にとっての最善のケアとは何か――その答えを見つけるため、私たちは日々、研究に励んでいる。

新たな研究の礎となったのは、あのひとりの女性だった。彼女は、医師の仕事の本質を私たちに教えてくれた。

医師は、自分の行動が本当に価値のあることなのかを常に考えなければならない。よい医師とは、「いつ治療を始めるか」だけでなく、「いつ治療をやめるか」「どのように治療をやめるか」を知っている医師のことだ。そして、**ときには何もしないことが最善の決断になりえるのだ**と、私はあの女性に教わった。

57

拒絶
ダウン症

ティネカ・ヴェストダイク
（医療ソーシャルワーカー）

あるとき、看護師のひとりが私に電話をかけてきた。その声を聞いて、彼女がひどく動揺しているのがわかった。もっと正確にいえば、ほとんどパニックに陥っていた。どうやら、彼女はいましがた分娩《ぶんべん》介助を終えたものの、生まれてきた子どもがダウン症だったようだ。

「いますぐ来てください！　母親が……嫌だって言ってます。子どもを拒絶してるんです」

私は電話を切ると、急いでエレベーターに乗り、6階にある産科病棟に向かった。病室に着くまでの数分間、私はひたすらこう考えていた。

「いったい、自分に何ができるのだろう？」正直、見当もつかなかった。

病室に入ると、その母親が子どもに背を向けて寝ているのが見えた。わが子の顔を見るのも嫌だったようだ。

まもなく、私の存在に気づいたその子の父親が近寄ってきて、自己紹介もなしにひどい言葉を吐き捨てた。あれから20年がたつが、その言葉を思い出すといまだにぞっとする。彼はこう言ったのだ。「こんな鳥、うちの巣には置いておけない」

私は子どものほうに目をやった。小さな女の子だった。

私を呼んだ看護師はせわしなく動き回っていた。彼女はすでに、母親を説得しようと試みたようだ。たとえダウン症でも、あなたの愛すべき子どもであることに変わりはない、と。

しかし、聞く耳をもってはもらえなかった。


私は冷静さを失わないよう気をつけながら、その母親と話をした。彼女は悲しそうな顔をしていたが、それ以上に強い怒りを覚えているのが伝わってきた。

「……妊娠中、ずっと嫌な予感がしていました」と彼女は言った。お腹の子どもはなんらかの障害をもって生まれてくるかもしれない、という予感があったようだ。

でも、いくらそう言っても、看護師はとりあってくれなかったという。当時はまだ出生前診断が行われていなかったし、彼女はまだ若く、妊婦健診でも異常は見られなかった。

検査が行われなかったのは、ある意味では当然のことだ。

でもいまになって、彼女の懸念は間違っていなかったと判明した。彼女は言った。
「どうしてちゃんと話を聞いてくれなかったんですか？　私たち……この子の親になんてなれません」

何はともあれ、まずはその子を数階下にある小児科に連れていき、検査を受けさせる必要があった。

それを聞いた母親は、「よかった」とつぶやいた。「早くその子を連れていってもらえませんか？　できるだけ遠いところに」

彼女の態度に、その場にいる誰もが衝撃を受けた。

医師や看護師は、生まれたばかりのわが子をこんなふうに拒絶するなんて信じられない、と憤慨していた。そして、すぐにでも児童相談所に電話をかけ、この子を保護してもらうべきだと口々に言った。

私もそれに賛成しかけていたが……すぐに別の考えが頭をよぎった。

この両親に時間を与えてあげれば、つまり精神的なプレッシャーを取り除いてあげれば、すべてがうまくいくような気がしたのだ。

翌日、私はその母親とともに小児科に向かった。彼女が娘の顔を見たのは、そのときが初めてだった。彼女は3分間だけ娘と過ごしてからその場を離れた。

私はその後、「この子はお父さんとお母さんのどっちに似ているの?」といった話題を振りながら、少しでも親子の絆《きずな》を深めようと努めた。その子の父親は、最初のうちは奥さんの影響を受けて娘を拒絶していたが、だんだん愛情を感じはじめたようだ。

数日後、彼は初めて娘の写真を撮った。そして、それが転機になり、状況が好転していった。


私があの両親から学んだのは、**「結論を急ぎすぎてはならない」**ということだ。

ふたりを見ているうちに、本当の問題が少しずつ明らかになった。彼らが自分の子どもを拒絶したのは、怒りだけでなく「恐怖」のせいでもあった。

そもそも彼らは、ダウン症というものを完全に誤解していた。彼らが何より恐れていたのは、わが子がつらい人生を送ることと、いずれ自分たちがその子の面倒を見られなくなることだった。

でも、成長したダウン症の子どもたちの姿を収めたビデオを見せたことで、彼らの恐怖はみるみる薄れていった。

以来、私は自分の「プロとしての勘」に前よりも自信をもてるようになった。あのとき、自分の予想が的中しただけでなく、最後は望んだとおりの結果を出せたのだから。

2か月という時間を要したものの、あの両親は最終的に娘を家に連れて帰った。1年後には、あの家族は何事もなかったかのように平穏な日々を送っていた。

あの女の子は楽しそうに笑い、覚えたばかりの言葉をしゃべっていた。

何より、親子のあいだには強い絆があった。

すべての子どもには、親の愛情を与えられる権利がある。しかし、親に愛情を「強要」してはならない場合もあるのだと、私はあのとき理解した。

あの母親が娘に愛情を与えるためには時間が必要だった。そして、時間はきちんとその役割を果たしてくれたのだ。

58

医者も患者になる

肺がん

ワーナー・プレヴォー
（画像下治療医）

その日は、ささっとスキャンをして帰るつもりだった。私はその3か月ほど前からひどい咳《せき》に悩まされていたのだが、たいしたことはないだろうと高をくくっていた。ちょうどそのころ、仕事で無理をすることが多かったので、おそらくそのストレスのせいだろうと。かかりつけ医は肺炎を疑ったが、抗生物質を飲んでも効果はなかった。ある日、症状があまりにひどくなったので、私は自転車に乗って自分の勤める病院に向かうことにした。念のためCTでも撮っておくか、ぐらいの気持ちだった。

スキャンを終えると、私は結果を見るために同僚たちのいる部屋を訪れた。スクリーンには私の肺の断面が映し出されていた。仕事柄、これまでに何度も目にしてきた画像だ。どこが問題なのかは一目でわかった。肺の上部には感染症の痕があったが、それはきれいに治っていた。

でもその左下に、大きな染みのような痕があり、その染みの右側にも小さな斑点がいくつか見られた。病名は明らかだった。私は肺がんを患っていたのだ。しかも、すでにかなり進行していた。

その瞬間、よく相談に乗ってくれる同僚の呼吸器専門医が私の主治医になった。

自分のような患者がどうなるかは、よくわかっていた。助かる見込みはわずかだ。統計的にいえば、診断を受けてから5年以上生きられる患者は数%しかいない。

でも、精密検査を受けたところ、私の肺にできたがんは治療できるものだと判明した。市場に出回っている薬がよく効くタイプのがんだったのだ。

こうして私は、長い時間をかけてがんと闘うことになった。現在までに、がんは2回再発している。昨年の夏には肺の一部を切除したし、先月は放射線治療も受けた。

それまでの16年間、私は毎日のようにがん患者を診てきた。しかし、いまや私自身がひとりの患者だ。患者と同じ体験をしたことで、私のなかで大きな変化が起こった。

いまだからわかることだが、医師は患者の気持ちをほとんど理解していない。私たちは医学的な観点から患者にあれこれ言うものの、それらは「病気との闘い方」に関することばかりだ。

また、薬に対するがん細胞の反応を調べるために患者の身体に針を刺したり、肺や肝臓の組織を採取したりするのは、医師にとってはごく日常的なことだ。

私もこの前、同僚であり親友でもある医師に同じことをされた。そのとき感じた恐怖は、言葉にならないものだった。しかし、おとなしく横になっている以外にできることはなかった。

医師の言葉や行動は、患者に多大な影響を与える。でも、私たちは往々にしてそのことを忘れがちだ。医師には、自分の言動にいちいち注意を払う時間も、患者の感情をすべて受け止めるだけの余裕もないからだ。

手術の前、医師が患者の身体に緑色の布をかぶせるのは、手術範囲を規定するだけでなく、手術台に寝かされているのが「ひとりの人間」であることを意識しないようにするためでもある。

病気のせいで患者の精神は深く傷ついているのに、医師は無意識のうちに患者と距離をとろうとする。

私はいま、がんがどれほど精神をまいらせるものかをよく知っている。常に恐怖に支配され、気が休まる瞬間などまったくない。

これまで、患者のために涙を流したり、家に帰ってからも患者のことを心配したりすることが何度もあった。でもそういう気持ちは、患者に同情し、ちょっと気の利いたことを言うだけで、簡単に私の心から消えていった。

いま思えば……私がかけた言葉は無意味なものばかりだった。

しかし、それは私に非があるわけではない。結局のところ、患者がどんな思いをしているかは、本人にしかわからないのだ。

だからこそ、医師に必要なことはただひとつ——正直になることだ。

自分の不安や自信のなさをさらけ出すのは悪いことではない。医師はけっして万能ではないと認めたうえで、患者のためにベストを尽くせばいいのだ。

がんだと診断されたあとも、私はできるだけ出勤するようにした。

その理由のひとつは、純粋にこの仕事が好きだからだ。仕事に打ちこんでいるときは、本当に心が満たされる。

もうひとつの理由は、私がカルヴァン主義的な仕事観をもっているせいかもしれない。つまり、「働けるときは働くべきだ」ということだ。

気づけば、診断を受けてから3年が経過した。私は自分の予後を気楽に考えていたので、がんが再発したときは言葉にならないほど打ちのめされた。

「もうしばらく治療に付き合ってもらう」と私の主治医は言った。もう10年ぐらいは喜んで付き合うよ、と私は心のなかで答えた。

とはいえ、実際にそれを言葉にすると……たまらなく気がめいるのだが。

Afraid to die

Anne Speckens, psychiatrist

59

死ぬのが怖い

心臓病

アンネ・スペッケンズ
（精神科医）

ある日の夜、私はひとりの男性患者のベッドサイドに向かうよう指示された。どうやらその男性は、不安とストレスですっかりまいってしまったようだ。彼はまだ40代前半だったが、心臓病による呼吸困難のために集中治療室に入院していた。医師たちは、患者の呼吸を妨げることなく鎮静させる必要があると考え、私に声をかけたようだ。

当時、私はちょうど大学の卒業試験を終えて、その病院で精神科医として働きはじめたばかりだった。

彼のカルテの束は3センチほどの厚みがあったが、細かく目を通している時間はなかった。私は彼のベッドサイドに腰を下ろし、自分がここに来た理由を説明した。

あなたがぐっすり眠るための手伝いをしに来た、と私が言うと、彼は眠れない理由を正直に話してくれた。

「死ぬのが怖いんです。眠ってしまったら、もう目を覚まさないかもしれない」

自分はもう二度と妻と子どもたちに会えないのではないか、と彼は心配していた。最期の瞬間を迎えたくないという一心で、彼は目を閉じようとしなかったのだ。

私は啞然《あぜん》とした。集中治療室のスタッフからは、彼がその夜のうちに亡くなるかもしれないなんて聞いていない。私には、どう返事をしたらいいのかわからなかった。

たしかに、彼には幼い子どもがいた。

すっかり困ってしまった私は、彼に鎮静剤を投与してその場をあとにした。

翌朝、彼の具合を確かめるために、私はまた集中治療室を訪れた。ところが、彼のカルテがあるべき場所にない。

私はしかたなく、近くにいた看護師に彼のカルテがどこにあるかを尋ねた。看護師は忙しそうに歩きながら、そっけなくこう答えた。

「ああ、あの患者さんは昨夜亡くなったんですよ」

私は、思いきり殴られたような気がした。そして、まるで根が生えたかのようにその場から一歩も動けなくなった。呆然《ぼうぜん》と立ち尽くす私のまわりを誰もがせわしなく動き回り、次にやってくる患者のために彼のベッドを片付けていた。

集中治療室のベッドはいつも不足しているので、当然の行動だ。でも私は、ひとり途方に暮れていた。

結局、その前夜のことは誰にも言わなかった。当時の指導医にさえ何も話さなかった。私は先輩たちに言われたとおり、適切な量の鎮静剤を与えたのだ。

それ以上、報告すべきことはなかった。


あの夜のできごとは、医師としての私を形づくることになった。

彼に鎮静剤を与えたことで、私が医師としての義務を果たしたのは確かだ。でも、いちばん大事なことを見落としていた。彼が何より求めていたのは、誰かにそばにいてもらい、「自分はもう死ぬかもしれない」という不安を共有してもらうことだった。

しかしあのときの私は、何をどうすればいいのかさっぱりわからず、ただ自分の無力さと経験不足を情けなく思うことしかできなかった。


医師はふつう、患者の助け方については学ぶが、看取《みと》り方については教えられない。患者の死にまつわる話は、私たち精神科医を含むすべての医師にとって、一種のタブーとされている。

でも、この仕事を続けるかぎり、患者の死を避けては通れない。「助けられない患者もいる」という現実を認めることで、医師は患者の苦しみと真摯に向き合えるようになる。そのためにはまず、私たちは「人生は有限である」という考えを受け入れなければならない。私が研修医だったころに比べると、いまの病院のシステムは大きく改善されたように思う。

しかし、新人医師へのサポートはまだまだ足りていない。若い世代が、かつての私のように「初めての患者の死」に心を折られないよう、先輩たちがしっかりと指導してあげる必要がある。

「私が求めているのはこんなことじゃない。形式的な治療に追われて、患者との心の触れ合いを犠牲にするのはもう嫌だ」

30年前のあの日の朝、私はそう思った。その後、私の専門は少しずつマインドフルネスの分野へと移っていった。その選択のきっかけになったのは、あの夜のできごとだと思っている。

なぜ私があの患者に強い影響を受けたのか、いまならよくわかる。

あのとき、私はまだ医師になったばかりで、あらゆる面で不安を抱えていた。そして結果的に、彼が亡くなったあと、私は立ち直れないほどの孤独を感じることになった。

これこそ、医師の仕事における重要なポイントだ。

つまり医療現場での仕事は、感情面で大きな負担がかかるのだ。にもかかわらず、若い医師たちへの感情面でのサポートは、いまだにじゅうぶんとはいえない。

私たちはもっと、お互いに気を配るべきだ。ときどき、同僚と集まってお茶でも飲みながら、自分の不安や弱みを打ち明け合うのはどうだろう?

そういう時間があれば、みんな気持ちが楽になるはずだ。

AIDS

Sven Danner, physician

60 不治の感染症

エイズ

スヴェン・ダナー（内科医）

「先生、例の患者が呼んでいます」

看護師にそう言われたので、私は彼の病室を訪れた。

なぜ私が呼ばれたかについては、とくに考えていなかった。その患者は、数年前から謎の新型感染症と闘っていた。のちに「エイズ」としてその名を知らしめる病気だ。

彼の免疫システムはずたずたに破壊され、目と脳にも感染が及んでいた。やがて、皮膚に帯状疱疹《ほうしん》が出現し、腸炎の症状も現れた。後者に関しては、まだ実験段階の治療薬しか存在しなかった。

少し前、私はその新型感染症について調べることに決めた。そして、新薬を開発した製薬会社と交渉して治療の手はずを整え、彼をこの病院に迎え入れたのだ。

私がベッドに近寄ると、彼は予想だにしなかった言葉を口にした。「先生のことは心から信頼しています。先生にしかこんなこと頼めません。どうか……この苦しみを終わらせてくれませんか」

これ以上は耐えられない、と彼は言った。病気を抱えて生きるのはもううんざりだ、と。

私は困惑しながらも、彼にこう伝えた。

「これから新薬を試す。そうすれば腸炎の症状が治るかもしれない」

すると、彼は答えた。

「先生、そこに座って、ぼくをよく見てください。もうほとんど目が見えず、ここ数か月はベッドに寝たきりです。皮膚はぼろぼろ剝がれてきますし、いまや鎮痛剤なしでは生きていけません。おまけに下痢もひどくて……我慢することさえできないんです」

たしかに、部屋にはひどい悪臭がたちこめていた。彼はさらに続けた。

「これ以上、人にこんな姿を見られたくありません。それに、いちばんの問題は……誰にもぼくを治せないってことです。いずれ、ぼくはこの病気に負けてしまいます。これからも新しい症状が現れつづけ、身体のどこかしらが感染して……最悪、がんになるかもしれない。ぼくはいま、毎日少しずつ人生を奪われているんです」

当時、治療に関して医師と患者が話し合うことはめったになかった。

そのころの医師は特権意識が強く、「医師は患者にとって何が最善かを知っている。だからわざわざ患者の意見を聞く必要はない」と考えていたからだ。

でも正直なところ、「致死性の新型感染症」が相手となると、私たちにもどうすればいいのかわからなかった。

ひとつひとつの症状をやわらげるために、自分たちなりのベストを尽くすことしかできない。しかし、目の前にいる聡明なジャーナリストの男性は、私がしようとしていることとは真逆のことを望んでいた。

彼の言い分は何ひとつ間違っていない。どうやら私は、1本1本の木に気をとられすぎて、森全体が見えていなかったようだ。

彼が抱える症状をひとつずつ治していこうと力を尽くしてきたが、結局のところ、私はいちばん大事なことを見落としていた。

彼はすでに、生きる希望を失っていたのだ。

私はもう、彼のために何かを考えるのをやめなければならなかった。このような病気を抱えた患者が何を求めているのかは、本人にしかわからないのだから。

私は彼の頼みを聞き入れることにした。患者に安楽死を施したのはこのときが初めてだった。彼は静かに、そして安らかにこの世を去った。

当時はまだ安楽死法など存在せず、安楽死の承認を得るためには煩雑な手続きが必要だった。でも、デューディリジェンス［当然に実施すべき注意義務および努力］に関する規定はすでに定められていたので、私はそれに従った。

以来、私は患者と有意義な話し合いをしようと努めてきた。また、機械的に情報を提供するのではなく、それぞれの患者が自分の置かれた状況をどう思っているかをきちんと把握するようにしている。

そして、新しい治療を提案するときは、必ずそのメリットとデメリットの両方を患者に伝える。ときには難しい決断も必要になる。

世間では、「医師はいつも中立的で、広い視野をもち、常に患者の利益を第一に考える」と信じられているが、医師には医師の利益というものがある。たとえば、エイズの流行が始まったころのように、「治療が研究の役に立つ」場合がそうだ。私たちは、数々の治療法を試し、可能なかぎり患者のデータを集め、その研究成果をなるべく信頼できる学術誌に発表した。

研究がスムーズに進んだのは、患者ときちんと話し合いをしたおかげだと思っている。

気づけば、あれから30年がたった。いまではエイズの治療法もだいぶ進歩したし、患者たちの横のつながりとインターネットのおかげで、人々のＨＩＶウイルスに関する理解は驚くほど深まった。

診察したかかりつけ医よりも患者本人のほうがエイズの知識をもっている場合もめずらしくない。

とはいえ、データがすべてではないのもまた事実だ。私は初期のエイズ患者を何人か診たが、なかでも私を大きく変えてくれたのは、あのひとりの男性患者だった。彼は、**「大事なのはデータそのものではなく、そのデータを患者がどう受け止めるか」**だと教えてくれた。

私はいまも、この考えを常に心の隅に置いている。

第四部

理解

「関係性」への考えが変わったとき

インターネットの普及にともない、患者は自分から積極的に情報を集めるようになった。喜ばしいことではあるが、それはつまり、医師の役割に変化が生じることを意味している。

医師と患者の関係は、もはや〝一方通行〟ではない。私たちは、患者がいま何を思っているかを理解し、一緒にゴールを見据えながら助言を与えなければならないのだ。

「67 疑念」より

Invisible

Arnold van de Laar, surgeon

61

透明人間

胃縮小手術

アーノルド・ファン・デ・ラー（外科医）

その女性は、私の7番目の患者だった。

手術室に入る直前、こんなやりとりがあったのを覚えている。

「先生はこの手術は初めてですか？」と彼女は聞いてきた。

「いいえ、すでに6回行っています」と私が答えると、彼女はほっとした顔でこう言った。

「よかった……それなら安心ですね」

その女性は、いわゆる「肥満症」を患っていた。彼女は数年前から体重を減らすためにあらゆる手を講じてきたものの、残念ながら変化はなく、最終的にうちの病院で胃の縮小手術を受けることになった。

同僚の勧めで私がその手術を始めてから、まだ数か月しかたっていなかった。

正直、私は胃の縮小手術にとくに思い入れはなかった。

ほかの病気、たとえばヘルニアやがんの患者を前にするときは、「自分もいつか同じ思いをするかもしれない」と考えていたのだが、肥満となると話は別だった。

私は常に適正体重を維持していたので、肥満症の患者と自分を結びつけて考えることができなかった。

でも、「胃を小さくすれば肥満症や高血圧症の改善につながる」という話が広く知られはじめたとき、うちの病院の内科医たちはたちまち興味をもちはじめた。それで私も、患者に胃の縮小手術を施すようになった。

私はしかたなく内科医たちの提案を受け入れたが、心のなかには迷いがあった。

「自分は本当にこのような手術がしたいのだろうか?」「患者がどんな気持ちかもわからないまま手術をするのが、本当に正しいことなのだろうか?」という疑念が消えなかったからだ。

もちろん、治療によって救われる患者がおおぜいいることはわかっていた。

でも、彼らが抱えている不安や苦しみに「共感」できるとは思えなかった。

手術から1年半後、その7番目の患者が私のもとを訪ねてきた。彼女は体重を60キロも落としていた。「この前、『ダム・トウ・ダムループ』［アムステルダムからザンダムまでの16キロの距離を走るマラソン］にも参加しました」と彼女は言った。

私は彼女をほめ、調子はどうかと尋ねた。「みんな、以前の私と同じ人間だって信じられないみたいです。職場の人たちにさえ、よく『新人さん？』って声をかけられるくらい。そのたびに、数年前からずっと働いてますって答えなきゃならなくて」

しかし急激な減量によって、ひとつの残酷な真実が明らかになった。周囲の人々が、太っていたころの彼女の存在に気づいていなかったということだ。

でも、減量に成功したことで、それまで彼女のことなど知りもしなかった人たちが、とつぜん積極的に近づいてくるようになった。

彼女は小学生のころ、同級生からいじめられていたという。年端もいかない少女にとって、あまりにつらいできごとだった。しかし本当は、彼女をいちばん傷つけていたのはいじめの加害者ではなく、「太っているから」という理由で彼女の存在を気にかけなかったクラスメイトたちだった。

私は自分が小学生のころを思い出していた。4年生のとき、同じクラスの女の子がいじめにあっていた。私はそのいじめにかかわってなどいないが、自分からその子に話しかけたこともなかった。

あの女の子が深い孤独を感じていたのは間違いない。〈いじめ対策プログラム〉がまだ存在しなかった当時、教師も見て見ぬふりをすることしかできなかった。

そしてある日を境に、その子は学校に来なくなってしまった。


あの日、すっかり痩せた彼女と再会したときのことは、まるで昨日のようにはっきりと覚えている。

彼女の目には涙が光っていた。それまでの人生で気づいていなかった悲しい真実を唐突に突きつけられたのだから、無理もないだろう。

彼女の向かいに腰を下ろしながら、私は自分がもっている〝偏見〟に気づかされた。

「この人は見た目がふつうの人よりも劣っている、だからこの人に対して注意を払う必要はない」と、誰もが無意識のうちに思っているのだ。

それまで、自分のなかにそんな醜い感情が存在するなんて考えたこともなかった。


彼女と交わした会話は、私の人生を大きく変えることになった。

11年前のあの日、彼女は肥満がもたらす〝暗黙の悲しみ〟の存在を私に教えてくれた。

私はあれから1000人以上の患者に胃の縮小手術を施してきたが、どの患者も、あの日の彼女と同じ思いを抱えていた。

「太っている人は、他人の目に映らないんです」と彼女は言った。

私はいま、積極的に胃の縮小手術を引き受けるようにしている。それは患者のためであると同時に、自分のためでもある。実際に患者と接することで、私は自分の〝信念〟を確かめているのだ。

自分の仕事がどれほどすばらしい結果をもたらすか、いまではよくわかっている。肥満症を克服した患者は、健康な身体《からだ》を手にするだけでなく、他者から注目される機会が増え、新たな人間関係を築くチャンスが与えられる。

私の仕事は、患者が充実した人生を送れるように扉を開くことなのだ。

62

善と悪

超低出生体重児

マノン・ベンダーズ
（新生児科医）

その女の子は、出生時の体重が1キロに満たなかった。いわゆる「超低出生体重児」だ。その子は生後まもなく集中治療室に運ばれたが、やがて肺の虚脱と脳出血の症状に苦しみはじめた。小さくてもろい脳は深刻な損傷を負っていた。

刻一刻と容体が悪くなっていくなか、私たちはこう自問せざるをえなかった。「このまま治療を続けるのが正しいことなのだろうか？」と。

その子が数々の障害を抱えて苦しい人生を送るのは目に見えている。生まれて間もないその女の子は、あまりに不利なスタート地点に立っていた。

私たちは、その子の両親に事情を説明することにした。娘さんは亡くなってしまうが、集中治療を中止したほうが賢明かもしれない、と。

すると、その両親は憤慨してこう答えた。

「障害があろうとなかろうと、この子には生きる資格があります」

ふたりとも聞く耳をもってくれなかったので、私たちはほかの病院の医師たちにセカンドオピニオンを求めた。すると、彼らの意見も私たちと同じだった。

しかし、その子の両親は頑として譲ろうとはしなかった。

「娘の命をあきらめろというんですか？　あなたたちにうちの子は任せられない。いますぐ主治医を変えてもらいたい」

たしかに、彼らの気持ちを考えると、怒るのも無理はなかった。

結果的に、その女の子は一命をとりとめたものの、深刻な合併症を抱えることになった。その子はしばらく入院し、幾度となく手術を受け、やがて両親とともに家に帰っていった。その後、私は少しずつその親子のことを忘れていった。

ところが数年後、私は街でたまたまその子の両親と再会した。ふたりの姿が目に入った瞬間、私は思わず走り寄っていた。向こうもすぐに私のことに気づいたようだった。

私のほうを見たとたん、母親は一瞬にして顔をこわばらせた。彼女が押している車椅子には、重度の障害を負ったあの女の子が乗っていた。目は見えておらず、耳も聞こえず、頭と手足はベルトで車椅子に固定されていた。

私がその子の名前を呼ぶと、両親は驚いた顔をした。まさか覚えているとは思わなかったのだろう。あれから調子はいかがですか、と私は聞いてみた。

あなたの顔を見るといまでも怒りがわいてきます、とその母親は言った。そして、娘と過ごす時間がどれほど充実しているかを教えてくれた。

「まわりに誰かがいると、この子はいつも喜ぶんです。ほら……このうれしそうな顔を見てください。この顔を見ても、あのときと同じことが言えるんですか？」

しばらくのあいだ、私には何も答えられなかった。目の前にいる少女は、私たちが数年前に予想したとおりの障害を抱えている。

しかし、それでもその子の両親は幸せそうだった。娘が抱えるあらゆる障害を受け入れよう――そんな決意が伝わってきた。

「あなたがたが幸せなら……きっと正しい決断だったんです」

私がそう口にすると、彼らは何も言わずにどこかに歩いていった。私はその場に立ち尽くしたまま、長い時間、彼らのうしろ姿をぼんやりと眺めていた。

思えば、あの日の彼らとの再会は、私のキャリアのなかで最も印象的なできごとだった。医師には、人の生死にかかわる決断を下さなければならない瞬間が何度もある。でも結局のところ、自分の決断が正しいか間違っているかなんて、私たちにはわからないのだ。あの両親が自分たちの選択を「正しい」と信じている以上、私に言えることは何もなかった。

子どもの命に関する決断を下すとき、私たちは細心の注意を払わなければならない。初めてあの女の子を目にしたとき、私は最初、こう考えていた。この子が重い障害を抱えるのは間違いない、きっと苦難に満ちた〝非人間的〟な人生を送ることになるだろう、と。

しかし、何が〝人間的〟かを決めるのは私たちではない。

私はそれまで、患者の親が考えていることを何ひとつ知らないまま、重大な決断を下していたのかもしれない。

生まれたばかりの子どもが障害を抱えているとわかったとき、親は厳しいジレンマに直面する。

自分たちの生活のために子どもの命をあきらめた夫婦が離婚に至るケースも少なくない。だから医師は、患者の親に対して「これからつらい生活を送ることになります」とも「きっと乗り越えられます」とも言うことはできない。

でも、患者の親にありのままの事実を伝え、彼らとともに最善の決断を下すことはできる。そして、それが何よりも大切なことなのだと、あの健気《けなげ》な母親と父親が教えてくれた。

私はいま、低出生体重児の治療に関する決断を下すとき、まずはその子の両親の意見に耳を傾ける。

そして、それがどれほど苦難に満ちたものでも、どれほど私の考えとかけ離れたものでも、彼らの意思を尊重するようにしている。

63 プロトコール

腎不全

エドウィン・フードハート（スポーツ医）

冬季合宿のさなか、そのサッカー選手は肩を脱臼した。以前から何度も脱臼をくり返していた彼は、そのまま手術を受けることになった。

結果的に手術は成功したが、今度は耐えがたい痛みが彼を待っていた。手術から数日後の土曜日の午後、彼の具合が悪そうなので、私は救急外来に連れていった。でも、体温を測ってみても熱はない。「血液検査の必要はありません」という医師の言葉を信じ、私たちはそのまま家に帰ることにした。

しかし3日後、彼の肩の痛みはいっそうひどくなり、とうとう入院することになった。調べたところ、肩関節が細菌感染を起こしていた。彼はすぐに手術室に運ばれ、関節洗浄が行われたが、翌日になっても痛みは引かなかった。

私は当直医を呼び、「治療が不十分なのではないか」と伝えたが、真剣にとりあってはもらえなかった。「ひととおり検査をしたが異常は見つからなかった」と、医師たちは口をそろえて言った。

でもその翌日、彼は敗血症による腎不全に陥って集中治療室に運ばれた。お見舞いに来たチームメイトたちの驚きようは、いまでもよく覚えている。腎不全のせいで別人のような顔になった彼を見て、誰もが言葉を失っていた。

彼は1か月間を病院のベッドで過ごすことになった。感染症そのものは無事に治りつつあったが、肩の軟骨に深刻な損傷を負ったせいで、少し身体を動かすだけで途方もない痛みが彼を襲った。

彼は長期間のリハビリを受けたが、もう二度とオランダでサッカーはできなそうだった。私たちは世界中の医師に声をかけ、もう一度彼の手術をしてくれるというイタリア人医師を見つけ出した。

その後、手術は成功し、彼の容体はすっかりよくなった。

彼に降りかかった災難に関して、誰かを責めることはできないだろう。治療にかかわった医師はみな、自分の義務をきちんと果たしたのだから。

しかし、問題は「ミスがあったかどうか」ではない。もし私たちが「医師としての勇気」をもっとふりしぼっていたら、彼があんなに不幸な目にあうことはなかったはずだ。治療はすべて治療計画書《プロトコール》に従って行われ、ほとんどの項目にチェックがついた。でも彼は、そのプロトコールのわずかな〝穴〟に足をとられてしまったのだ。

医療の仕事において、手順を定めることは非常に重要だ。治療に関する規定は、医師にとっての支えであり、指針でもある。

プロトコールがあるからこそ、医師には「いま何をすべきか」がはっきりとわかるのだ。しかし、細かく定められたルールが適切な治療の妨げになることだけは避けなければならない。

彼が経験したような症状の変化はめったに見られるものではないが、あのような特殊なケースのおかげでわかることもある。あのとき私が学んだのは、「たとえ専門外の分野に足を踏み入れることになっても、患者から目を離してはならない」ということだ。

プロトコールは〝平均〟に基づいて作成されている。

そして、プロトコールを用いる目的は「失敗をしないこと」であり、「完璧な治療を行う」ことではない。

プロトコールに従えば無難な治療はできるかもしれないが、最高の治療はできない。最高の治療を施すためには、患者を心から気にかけなければならないのだ。

ガイドラインから外れるという選択には、多大な時間と、何より勇気が必要になる。そういう決断をした医師は、世間から批判されるだけでなく、法的責任を問われる可能性すらあるからだ。

しかし、かつて医師を助けてくれたプロトコールは、いまでは一種の〝拘束服〟のようになりつつある。ルールが厳しくなりすぎて、誰もその外に踏み出そうとしないのだ。

でも私たち医師は、ときには踏みならされた道を外れる勇気をもたなければならない。

私はいまでも、あの土曜日の午後、救急外来で簡単に引き下がってしまったことを情けなく思っている。

あのとき、私は血液検査を受けさせてほしいと強く訴えるべきだった。

ガイドラインに従えば、それは間違った行動かもしれない。しかし医師には、自分の患者の言葉と、自分が覚えた違和感を信じなければならないときがあるのだ。

あのサッカー選手とはいまでも連絡をとっている。長いリハビリのあと、彼は故郷に帰り、地元のサッカークラブのコーチとして働きはじめた。

子どもたちのためにに始めたんです、と彼は言った。けがをして以来、彼はフィールドでプレーする姿を自分の子どもに見せてあげられずにいた。

「きみはきっといいコーチになるよ」と私は彼に伝えた。

この前、彼から届いたメッセージにはこう書いてあった。「ようやく、いいコーチになれたみたいです」

Too soon

Jan van den Berg, paramedic

64

早すぎた誕生

臍帯脱出

ヤン・ファン・デン・バーグ
（救急救命士）

ある日の真夜中、臍帯《さいたい》脱出［胎児より先にへその緒が子宮の外に出てしまうこと］を起こした妊婦がいるという連絡が私のもとに入ってきた。

臍帯脱出が起きるとへその緒の血流が妨げられるので、胎児の命に危険が及ぶ。私は、「妊婦をすみやかに近くの病院に搬送する必要がある」と思いながら指定された場所に向かった。

現場に到着すると、その妊婦は自宅のベッドで陣痛と闘っていた。オランダでは自宅で出産する女性がとても多いので、それ自体はとくに驚くことではない。しかし、近くに助産師の姿が見当たらなかった。

目の前の状況がのみこめずにとまどっている私を見て、その女性の夫が口を開いた。

「ついさっき、あわてて病院に電話をかけて……あなたがたに来てもらったんです」

私は女性のほうに目をやり、妊娠してどのくらいかと尋ねた。29週目です、と彼女は答えた。その瞬間、私たちは頭を切り替えなければならなくなった。その子どもは、予定より数か月早く生まれようとしていたのだ。

幸い、胎児の頭はまだ見えていなかった。もし頭が見えていたら、研修で習ったとおり、へその緒が圧迫されないように子宮内に押し戻さなければならなかった。

少しばかり安心しながら、私たちは一刻も早く彼女をストレッチャーに乗せることにした。

でも、彼女の部屋はアパートメントの3階にあった。ストレッチャーは1階のエントランスホールで待機している。つまり、彼女の身体を支えながら階段を降りなければならない。私たちは、彼女の陣痛に合わせてこまめに足を止め、一歩ずつ慎重に歩いて1階を目指した。

ところが、最後の階段の前に着いたとき、彼女は急に立ち止まり、そろそろ生まれそうだと言った。「もう少し我慢するんだ」と、私は声を荒らげた。

冷たい風が吹きつける階段の踊り場で子どもを産ませるわけにはいかなかった。

私たちが必死に階段を降りているあいだ、ほかの救急隊員たちは車内を暖めていた。つまり、救急車を「巨大な保育器」にしたのだ。

早産で生まれた子どもは皮膚が薄いので、体温がすぐに下がってしまう。病院で生まれた場合も室温を高く保つのが一般的だ。

私たちはサイレンを鳴らし、ランプをつけ、全速力で病院に向かった。

その間、私はもう一度、胎児の頭が出てきていないかを調べてみた。すると驚いたことに、頭ではなく小さな足が見えた。なんと、その子は逆子だったのだ。うだるように暑い救急車のなかで、汗が背中を伝うのがわかった。まもなく2本目の足も見えてきた。頭が骨盤に引っかかってしまうのではないか、と私は気が気ではなかったが、ふつうの子どもより小さかったその子は、2本目の足が見えてから1分とたたずして無事に生まれてきた。

しかし、その子は産声をあげることもなく、母親のお腹《なか》の上でぐったりとしていた。母親はわずかに頭を上げて私を見ると、心配したようすでこう尋ねてきた。「いったい何が起こってるんですか？　赤ちゃんは生きてるんですか？」

病院に着くまでに2分はかかりそうだったので、私は人工呼吸器を持ってきた。そして、未熟な肺を傷つけないよう細心の注意を払いながら、その子に人工呼吸器を装着した。

病院に着くと、待機していた医師たちがその子を産科病棟に運んでいった。彼らとともにエレベーターに乗ったとき、その子の身体がわずかに動き、まもなく元気な泣き声が響きわたった。

その瞬間、私はようやく安堵《あんど》の息をついた。

私はかれこれ25年もこの仕事をしているが、分娩《ぶんべん》介助を行ったのはあのときだけだ。しかも救急車のなかで、早産で、そのうえ逆子ときたら、同じような経験をすることは二度とないだろう。

あの子を助けられたのは運がよかったからだ、と私は思っていた。でも後日、小児科医のひとりが「きみはすばらしい仕事をしてくれた」と言ってくれた。

その言葉を聞いて、それまでの苦労が報われた気がした。

私たちは、尋常ではないプレッシャーのなかで、常に警戒心をもち、臨機応変に判断を下し、ときには創造力を発揮しなければならない。人命救助においては、想定どおりに進まないことも多々あるからだ。

あの日、いっぷう変わった出産に立ち会ったことで、私はこの仕事の本質を理解できたように思う。

目の前の状況を一歩踏みこんで理解し、適切な行動を起こすこと。

それこそ、私たち救急救命士に求められていることだ。

あの日の早朝、私は母親のもとに行って激励の言葉を送ると、その場をあとにした。

その後、私は救急科に戻り、しばらくぼんやりとしていた。救急救命士はふつう、患者の物語のなかで自分たちがどんな役割を果たしたかを知ることはない。患者の命を救えたのかも、その後どんなことがあったのかも、私たちにはわからないのだ。

でも、あのときは違った。出産から1週間後、あの両親から子どもの出産報告と手紙が届いた。そこには、ふたりからのお礼のメッセージが添えられていた。

「おかげさまで、娘はとても元気です」

Fear

Sylvia Huizinga, dentist

65

恐怖

ドメスティック・バイオレンス

シルビア・ホイジンガ
（歯科医）

待合室に入って最初に目にしたのは、その少年の怯《おび》えた表情だった。きっと勇気をふりしぼってここまでやってきたのだろう——そう思った私は、彼に声をかけた。

「あなたのように怖がっている人は、ふつうは予約をすることさえできないの。なのに、こうしてここまで来られたなんてすごいことよ」

歯科医はみな、患者の不安そうな表情を見るのには慣れている。私はその少年を少しでも安心させようとした。

当時、私はオランダを離れて数年間の海外勤務にあたっているところだった。私はひとまず、大学で教わった手順に従ってその少年の治療を進めることにした。まず、これから何をするかを説明し、治療器具を見せ、それからゆっくりと治療を始める。

その少年がうちの病院に来たのは、複雑な治療を受けるためではなく、単なる健診のためだった。でも彼は、まるで歯を抜かれようとしている患者のようにひどく暴れた。口のなかに何かを入れようとすると、本気で抵抗してくるのだ。とくに、下あごに触れられるのを何よりも嫌がった。

力ずくでどうにかするつもりはなかったので、私は診察を中断し、後日また来るように伝えて少年を家に帰すことにした。

その後も彼は定期的に私のもとを訪れたが、いつまでたってもおとなしくなる気配はなかった。きちんとした診察ができないまま、時間ばかりが過ぎていった。

やがて、彼の歯には虫歯ができ、臼歯の一部が欠けてしまった。そのまま放置すれば、いずれ歯を抜かなくてはならなくなる。

私にはすでに、彼が恐れているのは痛みではなく、別の何かだとわかっていた。

ある日、その少年がガールフレンドを連れて診察にやってきた。彼はいつにもまして不安そうで、身体が震えていた。

何か話があるなら聞くわよ、と私が言うと、彼はゆっくりと口を開いた。話をしながら、彼の情緒が不安定になっていくのがわかった。そんな彼を見て、途中からガールフレンドが代わりに話をしてくれた。

彼は、長いあいだ性的虐待を受けていたのだという。治療用の椅子に寝ているときになぜあんなに激しい抵抗を見せるのか、私はようやく合点がいった。歯鏡で舌を触られたり、口のなかに綿棒を入れられたりすると、反射的に身体が拒んでしまうのだ。

でも彼は、ようやく過去の呪縛から抜け出すことを決心したようだった。

気づけば、私はその少年に心から同情していた。同時に、彼の苦しみの原因を知った以上は全力を尽くして治療にあたろう、と決意した。

その後、私たちは一歩ずつ前に進んでいった。治療を行う際は彼の意思を何よりも尊重し、彼が不安や恐怖を感じて手を挙げたときは、すぐに治療を中止する。

椅子に寝かされ、口を大きく開けられたまま歯科医の姿を間近で眺めるのは、人によっては強い恐怖を感じるものだ。でも、私が彼の境遇に理解を示したことで、彼は少しリラックスできるようになったのだろう。

以前のように抵抗することもなくなり、結果的に彼は歯を失わずにすんだ。

最後にあの少年と会ってから15年がたった。しかし、不安そうな患者を診察するたびに、私は彼のことを思い出す。

思えばあのとき、まだ新米の歯科医だった私は、「患者の歯と口腔《こうくう》の問題を解決する」

ことで頭がいっぱいになっていたのかもしれない。

でも、「よい治療」をするためには、治療の技術だけでなく「患者をじっくり観察して理解すること」も重要だ。あの少年のおかげで、私はようやくそのことに気がついた。「患者の信頼を得るためには、まず何をするかをはっきり述べ、次にそれを実行に移すことが大事だ」

これは、研修中に何度も言われたことだ。それでも私は、あの少年がリラックスしている姿を目にするまで、この言葉の意味をきちんと理解できていなかったように思う。

あの少年の治療を終えた瞬間のことは、この先も一生忘れないだろう。彼は、幸せそうな顔で私に抱きついてきた。すべてがうまく片付いたことを心から喜んでいるのが伝わってきた。

その後、経過観察のために何度か彼の診察をしたあと、私はオランダに帰ることになった。あのとき、私は彼の記憶の奥にある痛みを消し去ったわけではない。でも私たちが力を合わせ、彼の過去の呪縛を解いたのは確かだ。

私はいまでも、そのことを誇りに思っている。

Inner voice

Adriaan Groen, tropical doctor

66

内なる声

帝王切開

アドリアン・フルン
（熱帯医）

その妊婦は、牛車に乗って村から病院にやってきた。最初は、近所に住む助産師に付き添ってもらって自宅で出産しようとしたが、途中で分娩が止まってしまったのだという。彼女の足のあいだからは、真っ青な手とへその緒が垂れ下がっていた。彼女が牛車に乗せられてから、すでに10時間が経過していた。

私は、自分と同じくオランダから来ていた若い同僚とともに、彼女のへその緒の動脈を触診した。しかし、脈拍はなかった。木製のトラウベ聴診器を使って胎児の心音を確認しても、何も聞こえない。念のため、彼女の助産師にも確認してもらったものの、結果は同じだった。

私が勤める病院の設備はじゅうぶんとはいえなかった。胎児の心音を増幅させるドップラー心音計はバッテリーが切れていたし、超音波検査機は数か月前から故障していて、新しいものが届くのを待っているところだった。

帝王切開を行った場合、感染症が引き起こされる可能性がおおいにあった。腹部を切る前に、土や砂で汚れている胎児の手を子宮内に押し戻す必要があったからだ。子宮内感染は不妊症につながるうえ、最悪の場合、母体の命にも危険が及ぶ。

もはや残された道はひとつしかなかった。私が心から嫌悪している、あまりにおぞましい方法だ。簡単にいえば、膣《ちつ》から取り出せるように……胎児の身体をぐしゃぐしゃにつぶすのだ。

タンザニアで働きはじめてから、そういう手術を行ったことが何度かあった。私はそのたびに、これ以上ないほど胸が悪くなった。ときどき、吐き気と闘っている私のところに看護師がやってきて、その子どもが男の子だったか女の子だったかを教えてくれたものだ。

手術を始める直前、必要な機器を運びこむだけのスペースが手術室にあるかを確かめたとき……全員が動きを止めた。

あのとき何が起こったのかは、いまだにわからない。でも、私たちは考えを変えて、胎児の手とへその緒を念入りに消毒しはじめた。残酷な方法をとるのではなく、帝王切開に踏み切ることに決めたのだ。そのあとのできごとは、おそらく一生忘れられないだろう。

お腹から取り出した胎児は、一度小さく息を吸ったかと思うと……大声で泣きはじめた。やがて、その泣き声に加えて、その場にいた人々の歓声と、全能なる神を讃《たた》える歌が手術室に響きわたった。一方で、私と相方のオランダ人医師だけは、呆然《ぼうぜん》としたままその場に立ち尽くしていた。

私たちの頭からは、「この子は恐ろしい最期を迎えていてもおかしくなかった」という考えがなかなか消えなかった。

ようやく手の震えが止まったのは、最後の縫合が終わってからだった。

私があのとき学んだのは、「医師は常に、自分の〝内なる声〟に耳を傾けなければならない」ということだ。

医師には厳格なプロトコールに従う義務があり、たいていの場合はプロトコールどおりに治療すればうまくいく。

でもときには、自分の〝直感〟に従うことも必要なのだ。2003年1月のあの日、もう二度とあのおぞましい手術は行わないと私は自分に誓った。背中を押してくれたのは、あの母親と子どもだった。

胎児の身体を破壊して産道を通らせる手術は、西洋ではとっくに過去の遺物と見なされている。私はあの日、はっきりとこう思った。「西洋社会で〝遺物〟とされている処置を途上国で行うのは間違っている」と。

先進国と途上国のあいだに二重規範《ダブルスタンダード》を定めてはならない。最近は、途上国で働く医療従事者も私と同じように考えるようになったようで、この残酷な手術に反対の声をあげる人が増えはじめている。

いまでは、アフリカの病院にも高品質の抗生物質が置いてある。おかげで感染症のリスクが減り、以前よりも気軽に帝王切開を行えるようになった。

「胎児の身体を破壊する」という選択は、ほかに手立てがなく、母体の命に危険が迫っていて、なおかつ超音波検査によって胎児の心臓が完全に止まっていることが確認された場合のみ許されるべきだと私は思っている。

1週間の入院のあと、その母親は自転車のうしろに乗って自分の村に帰っていった。腕にはしっかりとわが子を抱いていた。その子がたどっていたかもしれない恐ろしい運命のことは、彼女には一言も話していない。

67

疑念

自己免疫疾患

エルンスト・カイパース
（消化器専門医）

その患者は、幼い子どもをもつ30代半ばの男性だった。彼は別の病院で膵臓《すいぞう》がんだと診断を受け、私たちの病院を紹介されたのだという。

初めて顔を合わせたとき、彼はこう聞いてきた。

「先生、私は治るんでしょうか？」

彼の命を救う唯一の方法は腫瘍を切除することだったが、残念ながら彼の腫瘍はあまりに大きく、手術で切り取るのは無理だった。

でも、私たちは違和感を覚えていた。何かがおかしい、パズルのピースが足りていない、と。その男性は、膵臓がんを発症するには明らかに若すぎた。

彼の膵臓のバイオプシーを実施し、いくつかの検査を行ったところ、驚くべき事実が判明した。彼を苦しめていたのはがんではなく、感染症による自己免疫疾患だったのだ。

非常にめずらしい症状なので、情報がほとんど見つからなかったものの、強い抗炎症薬を使えば治療できることがわかった。その後、数か月かけて炎症はおさまっていった。超音波検査を行うたびに、彼の腫瘍が小さくなっているのがわかった。

しかし、治療から1年後の検査の日、その男性は外来窓口に姿を見せなかった。電話をかけて事情を聞いてみると、予想だにしなかった答えが返ってきた。

なんと彼は、自分のかかりつけ医の協力を得て、海外の医師たちのセカンドオピニオンを集めていたのだという。つまり、私たちの診断に疑念を抱いていたのだ。

海外の医師たちは、彼の症状を聞くとすぐに「膵臓がん」だと診断し、腫瘍を切除すべきだと主張したようだ。すでに腫瘍は小さくなっていたので、手術は不可能ではなかった。

私は、そのかかりつけ医と海外の医師たちに手紙を書き、自分たちが診断を下した経緯とその根拠を説明することにした。だいたい、本当にがんだとしたら、彼はとっくに亡くなっているはずなのだ。

返事が届いたのはしばらくたってからだった。そこには、海外の医師から彼のかかりつけ医に宛てた手紙の一部が抜粋されていた。その手紙を読み、彼が手術を受けたことと、結果的にさまざまな合併症に苦しめられたことがわかった。

またそこには、「病理医が腫瘍を検査したところ、感染症が治癒した形跡はあったものの、がんの痕跡はいっさい見られなかった」とも書いてあった。

この件に関して、私は患者に非があるというつもりはない。むしろ……責められるべきは私のほうだろう。私がじゅうぶんな説明をしなかったせいで、あの男性は自分で答えを見つけようと躍起になっていたのだから。

あのとき、私たちは驚くべきニュースを彼に伝えた。きみの腫瘍はがんではなく、治療できる良性の腫瘍だ、と。でも、めったにないケースなので、彼は自分の病気に関する情報を見つけられず、少しずつ不信感をつのらせていった。

インターネットの普及にともない、患者は自分から積極的に情報を集めるようになった。喜ばしいことではあるが、それはつまり、医師の役割に変化が生じることを意味している。

医師と患者の関係は、もはや〝一方通行〟ではない。私たちは、患者がいま何を思っているかを理解し、一緒にゴールを見据えながら助言を与えなければならないのだ。

そうしなければ、**患者はやがて情報の海で漂流してしまう**だろう。

「ほかに何か知りたいことはありますか？」

「いま心配していることはなんですか？」

「納得できないことがあれば、まずは電話をくれませんか?」

患者には、こうした言葉を常に投げかけることが大切だ。私はあのとき、彼に対してそういう気遣いができていると思っていたが……どうやら不十分だったようだ。

手術から1年がたったいま、彼はおおむね元気に過ごしてはいるものの、精神的に少し落ちこんでいるという。早くよくなることを祈るばかりだ。

私はこれまで、多くの患者から大事な教訓を与えられてきた。患者から何かを学ばなかった日はほとんどない、といってもいい。

不思議なことに、患者たちのことはささいなことまでよく覚えている。彼らの何気ないしぐさ、ちょっとした言葉、私に投げかけてきた他愛もない質問……。場合によっては、彼らがどのベッドに寝ていたかまで思い出せる。それはひとえに、彼らが私の心に〝触れた〟からだろう。

医師と患者は、非常に密度の濃い時間を共有する。**患者の人生のなかでも特殊で、最も感情がむき出しになる時間**。だからこそ私たちは、患者との交流のなかでさまざまなことを考え、彼らに対して強い思いを抱くようになるのだ。

好むと好まざるとにかかわらず、患者と過ごしたすべての時間が医師を形づくると私は思っている。

68 愛は強し

心臓移植

ハンス・ヴェーセンハーヘン
（集中治療医）

ある日、重度の心不全状態に陥ったマリーは、循環器科に入院することになった。彼女の名前はすぐに心臓移植の予約者リストに書き加えられた。

でも、容体は悪化の一途をたどっていった。ふたつの補助人工心臓を植えこまれたマリーが、機械につながれた患者が並ぶ集中治療室に運ばれてくるまでに長い時間はかからなかった。さまざまな合併症に苦しむ彼女のために、私たちは必死にドナーを探した。

私は毎日のように彼女の家族と話をした。状況の深刻さを知る彼らは、いつも暗い表情を浮かべていた。彼らに「娘さんはおそらく助かりません」と正直に伝える一方で、私はマリーに激励の言葉をかけつづけた。

彼女はよく、何をしても無駄だ、どうせドナーなんて見つからない、とふさぎこんでいたので、どうにかして元気づけてあげたかった。

不思議なことに、私とマリーのあいだには何かしら相通じるものがあり、簡単な言葉を交わすだけでお互いが言わんとしていることを理解できた。

やがて奇跡的にドナーが見つかり、心臓移植手術が行われることになった。手術が成功し、病院でのリハビリが終わると、マリーは晴れて家に帰っていった。

その後、彼女は定期的に病院で検査を受けながら、検査がない日もときどき元気そうな顔を見せに来てくれた。退院した患者が会いに来るのは、とくにめずらしいことではなかった。

退院から1年後、マリーは私にこんなことを言ってきた。「今度、うちでパーティーを開くんです。先生も来てくださいませんか？」

私は思わず首をかしげた。なぜわざわざ私を呼ぶのだろう、と。感謝の気持ちの表れなのか、それ以上の意味があるのか、さっぱりわからなかった。

とはいえ、彼女の厚意を無下にするわけにもいかないので、私はパーティーに参加した。そしてその夜、私は最後のひとりになるまで彼女の家に残っていた。私とマリーは、夜遅くまで他愛もない話に花を咲かせた。私たちの仲が急速に深まっていったのはそのときからだった。日を追うごとに、マリーへの想《おも》いがつのっていくのがわかった。

もちろん、彼女が自分の患者だったときは、そんな感情はまったくなかった。私がマリーに惹《ひ》かれはじめたのは彼女が退院したあとだ。

しかし私は、その感情をなんとか消し去ろうとした。私は集中治療部の長《おさ》だ、かつての患者に恋心を抱くなど許されないことだ、と必死に自分に言い聞かせた。

でも、何度目かのデートの日、私たちはお互いの気持ちを打ち明け合っていた。

私とマリーは、自分の気持ちを慎重に整理することにした。その思いが純粋な恋愛感情なのか、それとも感謝や安堵の気持ちを愛情と勘違いしているのかを見極めるためだ。

結局、はっきりした答えは出なかったものの、私たちは腹をくくり、自分の気持ちに正直になることにした。

その後すぐに、私は親しい同僚の何人かに自分とマリーの関係を打ち明けた。すると、「すばらしい話じゃないか、おめでとう」と誰もが祝福してくれた。

彼らの言葉のおかげでずいぶん気が楽になったのを覚えている。

正直、私のなかには「自分は間違った決断をしてしまったのではないか」という気持ちがあった。マリーはもう自分の患者ではないとはいえ、かつてそうだったのは事実なのだから。

私が何より必要としていたのは、「きみは間違っていない」と言ってくれる第三者だった。

一方、マリーの両親に事情を理解してもらうのは簡単ではなかった。彼らにとって私は、人生で最もつらかった時期を思い出させる存在だった。

一時は毎日のように悪いニュースを届けに来ていた男が、ある日とつぜん夕食の席に現れ、「これから義理の息子になる」などと言い出したのだから、素直に受け入れられないのも当然だろう。

でも彼らは、最終的に私たちの仲を認め、さらに大事な教訓まで与えてくれた。ふたりは、集中治療室での時間がどれほど苦しく、私の口から伝えられた情報を理解するのがどれほど大変だったかを教えてくれた。

彼らの言葉のおかげで、私は大事なことを理解した。自分は、患者の家族の話をもっとしっかり聞き、患者の容体についてもっとわかりやすく説明し、もっと彼らに寄り添わなければならないのだ、と。

かつての患者とのあいだに芽生えた〝愛〟のおかげで、私は患者の家族の本音を知ることができた。世の中のほとんどの医師は、そういう機会に恵まれることはないだろう。

初めて会ったとき、マリーは31歳で私は59歳だった。

「私たちの余命はそこまで変わらない」

以前、簡単な計算をしてからマリーにそう伝えたことがある。移植した心臓が正常に動くのは、おおむね12年程度だと言われているからだ。12年後には、私は71歳になっていて、おそらく体力も気力も衰えているはずだ。

大雑把な計算ではあるが……おかげでいくらか気が楽になり、私たちが一緒にいられる時間がざっくりとわかった。

そしていま、あのとき弾き出した数字よりはるかに長い年月が過ぎた。私たちはいまでも心から愛し合っている。まわりにいる誰もがうらやむぐらいに。

Taking the plunge

Darbaz Abbas, physician

69

決死の思い
イラクからの移住

ダーバス・アバス
（内科医）

9歳のとき、私は両親とともにイラクからオランダにやってきた。そして、小学校4年生のクラスに編入し、耳慣れない言葉で楽しそうに笑い合う子どもたちに交じって勉強することになった。

クラスにはなかなかなじめず、家にはいつもぴりぴりした空気が流れていた。私たちは、亡命希望者のための施設で数年間暮らしたが、やがて在留期間が終わりを迎え、いつイラクに送還されてもおかしくない状況に追いこまれた。

小学校を出たあと、私は職業訓練コースに進むことになった。「きみにできることはそれくらいだ」と教師たちは言った。

私はまず、看護師の資格をとり、その後はもっと専門的な勉強を続けることにした。教師の前では、自分が「言語的なハンデにかかわらず意欲的に学ぶ生徒」であると証明しなければならなかった。

でも、教師たちの言葉は優しくはなかった。「きみには荷が重いようだ」と彼らはよく言ってきた。「これ以上を望むのはやめたほうがいい。看護の仕事をがんばりなさい。きみにできることはそれくらいだ」

職業訓練校を卒業したあと、私は病院で看護師として働いた。その間も、「いつか医師になる」という夢だけは手放さなかった。しかし、自分の夢を口にするたびに、誰もが私を思いとどまらせようとした。「学位なんてとるだけ無駄だ。苦労するのは明らかだし……失望するだけだ」と。

ある日、ひとりの老人が私の働く病院に入院してきた。言葉遣いが荒く、あらゆることに文句をつける気難しい男性だった。

でも彼は、私に対しては少しずつ心を開いてくれたので、いつしか私たちはすっかり意気投合していた。彼はかつて、麻酔科医として働いていたという。私がおとなしく話を聞いていると、彼は私の経歴に興味をもちはじめた。私は自分の夢と、その夢の邪魔をする自分の生い立ちについて話すことにした。

その老人は私の夢を否定しなかった。「やってみるといい。きみならできるだろう」と彼は言った。そして、私がそれまでに積み上げてきた努力をほめてくれた。

また、彼の娘さんも医師だったようで、父親から私の話を聞いた彼女も、わざわざ病院に来て私に激励の言葉をかけてくれた。

あのとき与えてもらった自信は、いまでも私の心に残っている。私はわりと頑固なほうで、自分に自信をもってはいるが、あのときはとにかく第三者からの率直な意見が必要だった。

あの老人は、最後のひと押しをしてくれたのだ。

私はまず、看護師の仕事を続けながら勉強を始め、高卒認定試験を受けた。試験を突破したあとは、意を決して大学の医学部に入った。

それから数年間は、身を削る思いで毎日を過ごした。大学に通いはじめてからも、学費を払うために、週末は看護師の仕事を続けた。

私は10年以上前に居住許可を与えられていたが、オランダのパスポートを手にしたのはつい昨年のことだ。つまり、卒業直前まで奨学金の申請ができなかったのだ。

昨年、私は無事に大学を卒業し、看護師として何年も働いた病院で内科医として働くようになった。

救急科や外傷外科や小児外科といった計5つの診療科の患者たちを診ているので、日々さまざまなことを学んでいる。これからも、立派な医師になるためにベストを尽くすつもりだ。

現在は基礎研修医として働ける職場を探しているのだが、簡単には見つかりそうにない。ほかの志望者たちはみんな非の打ちどころのない経歴をもっていて、私より経験も豊富だからだ。

しかも私は、ここまで多くのまわり道をしてきたせいで、彼らよりもずっと年上なのだ。

「夢をかなえたいのなら、たゆまぬ努力を続け、自分には無理だなんてぜったいに考えてはならない」

これは、6年前に出会った偏屈な老人が教えてくれた人生の教訓だ。退院して以来、彼とは一度も会っておらず、どこで何をしているのかもわからない。

いつかまた彼に会えたら、あのときの夢をかなえたことと、それが（少なくとも部分的には）彼のおかげだということを伝えたいと思っている。

70 エホバの証人

無輸血手術

ハンス・クナペ（麻酔科医）

その女性は、絵に描いたような幸せな毎日を送っていた。夫との仲は良好で、3人の子どもに恵まれ、さらにお腹のなかには新たな命が宿っていた。

でも、ひとつ困ったことがあった。彼女の胎盤は子宮頸管《けいかん》のすぐ近くに位置していたので、分娩時に大量出血を起こす可能性が高かったのだ。

彼女が私の勧める病院を紹介されたのはそのためだった。私は、分娩のリスクについてひととおり説明したあと、「おそらく輸血が必要になります」と彼女に伝えた。

すると彼女は、間を置くことなく「それはできません」と答えた。

彼女は、エホバの証人の熱心な信者だった。いかなるかたちであれ、自分の体外にある血液を受け入れることはできない――それが彼女の信条だった。

「出血多量で死んでしまったらどうするんですか？　母親の顔を知らずに生きていかなくちゃならないなんて、子どもがかわいそうです」と私は彼女に言った。

そのときの彼女の返答は、この先も忘れられないだろう。「私のいちばんの望みは、4人の子どもたちを育てることです。でも、輸血を受けてまでその願いをかなえたいとは思っていません」

子どもの命を助けるためにも輸血をすべきだと必死に言い聞かせたが、彼女の答えは変わらなかった。

私は思わずぞっとした。

目の前にいる若い妊婦は、自ら進んで死のリスクを背負おうとしていた。

その後、私が同僚の医師たちにこの話をすると、たちまち白熱した議論が始まった。同じ診療科に勤める60人あまりの医師のおよそ半分は、彼女の要求に従うのに気が進まないようだった。

「3人の子どもがいる母親を死なせる？　しかも、きちんと治療すれば助けられるのに？医師として、そんなことはぜったいに許容できない」と彼らは言った。

彼女の要求は、私たちに「手を抜いて仕事をしろ」と言っているようなものだった。

もちろん、医師は患者の「自己決定権」を侵害してはならない。しかし同時に、私たちには治療の責任を負う義務がある。

何度も議論を重ねたのち、最終的に彼女の意思を尊重することに決まった。出産予定日まで2か月ほどあったので、まずは医師と看護師を集めてチームを編成することにした。麻酔科医は昼夜を問わずオンコールで待機し、外科医や集中治療室のスタッフたちも交代で彼女の手術に備える。

いつしか、引き継ぎのたびに誰かがこう聞くようになった。「今日は誰があの妊婦さんの担当ですか？」


私たちは病院の法務部にも意見を求めた。

「きみたちはこの状況で最善の行動をとっている」と法務部のスタッフは言った。「もし最悪の事態が起こっても、それはきみたちの責任ではない」

しかし、私はまだ安心できずにいた。たしかに、すべての経緯は書面に記録されているので、私たちが法的責任を問われることはない。

でも、もし自分が手術室に立ち会うことになり、そのまま彼女が亡くなってしまったら、どんな気持ちになるのだろう？　生まれたばかりの子どもが母親を失う瞬間を目の当たりにして、耐えられるだろうか？

「あの女性のお産が始まった」と電話で告げられた夜のことは、いまでもよく覚えている。私は自分の心臓が波打つのを感じながら、ひたすら連絡を待った。「男の子が生まれた」と知らされたときは、それまで味わったことがないほどの安堵の気持ちに包まれた。

分娩は問題なく終わり、子どもの身体には何ひとつ異常は見られなかった。また、彼女の出血量は400ミリリットル以下で、いたって正常な量だった。

医師には、「知識と設備を総動員して患者のために最良の治療を行う」という〝本能〟が備わっている。

しかし、それが必ずしも患者の望みと一致するわけではない。あの女性が教えてくれたのは、「医師は感情と行動を切り離さなければならない」ということだった。

私は最初、彼女が下した決断に対してかなりの怒りを覚えていた。でも、やっとの思いでその感情を切り離したことで、結果的にすべてがうまくいったのだ。

あのとき私たちは、彼女の要求をひとつの〝条件〟としてとらえ、それに合わせて治療の方針を定めた。

患者はみな、さまざまな条件を抱えて病院を訪れる。彼女の場合は、病気とは関係ない、少々型破りな条件だっただけだ。

出産の知らせを受けたあと、私は産科病棟にいる彼女に会いに行った。「この数か月間、気が気じゃありませんでしたよ」

私はそう言ってから、思い直してすぐに話題を変えた。何はともあれ、彼女は無事に出産を終えたのだ。必要なのはお説教ではなく、お祝いの言葉だった。

病院にいる誰もが、彼女の意思を尊重してよかったと思っていた。もちろん……結果が違っていたらどうなっていたかはわからないが。

彼女はゆるぎない信念をもち、恐ろしい結末を進んで受け入れようとした。その事実に、私はいまでも驚いている。

あれからもう10年がたつが、彼女のことを忘れた日は1日もない。

71 青天の霹靂

睡眠中の突然死

ショアイブ・アミン
（循環器専門医）

よく晴れた春の朝、私のもとにその夫婦からメールが届いた。

そこには彼らの率直な気持ちがつづられていて、私は思わず胸を打たれた。

2週間半前、その夫婦は娘を亡くしていた。それは、彼らにとって青天の霹靂《へきれき》ともいえるできごとだった。驚くほど長いメールには、何が起きたのかが詳細に記されていた。

彼らの娘のエリーナは、スポーツが好きで、亡くなる前日の土曜日もホッケーを楽しんでいたようだ。自分の試合が終わると、彼女は男の子たちの試合の審判を務めた（審判はあまり好きではなかったらしい）。

そのあとは女友達とご飯を食べ、それから映画を観《み》に行き、家に帰ってからはソファーに座って両親と他愛もない話をしたという。

そのメールを読んでいると、顔も知らない少女が過ごした最後の数時間の光景が目の前に浮かんでくるような気がした。

学校のテストを間近に控えていたので、エリーナはその夜、遅い時間まで勉強していた。明日はきっと朝寝坊するだろう、と両親は話していた。でも翌日、正午になってもエリーナがリビングに降りてこないので、母親が部屋までようすを見に行った。まもなく母親の叫び声が聞こえてきた。父親と兄が階段を駆け上がると、ベッドで冷たくなっているエリーナの姿が目に入ってきた。

メールを受けとってから数日後、彼らは私の病院を訪ねてきて同じ話をした。感情的になりながら、驚くほど細かいところまで説明してくれたのを覚えている。

彼らはまるで探偵のように、パズルのピースを集めて真相をつきとめようと必死だった。何か悪いことが起こったのか、それとも自分たちが悪いことを起こしてしまったのか、と。

彼らが何より気にしていたことがふたつある。ひとつは、「なぜあんなに若い娘が、なんの前触れもなく死んでしまったのか」ということ。もうひとつは、「19歳の兄にもなんらかの危険があるのではないか」ということだ。

地元の病院でエリーナの解剖が行われたものの、残念ながら死因はわからなかった。エリーナの心臓にはなんの異常も見られなかった。

「何か遺伝的な問題があるのでしょうか。先生、娘の遺伝子を調べてくださいませんか?」とエリーナの両親は私に頼んできた。

私と同僚は、まず睡眠中の突然死と関連する遺伝子の有無を調べ、次に不整脈と関連する遺伝子の有無を調べ、そして最後に早発性の心筋症と関連する遺伝子マーカーの有無を調べた。

でも、何もわからなかった。私たちはいまも検査を続けていて、エリーナのもつ2万の遺伝子を両親のそれと比較しているところだ。

エリーナの両親も私たちも、あきらめるつもりはない。

私たちはいま、可能なかぎりあの両親に協力し、情報を提供したいと思っている。真相を明らかにすれば、彼らの息子が抱えるリスクまで暴いてしまうかもしれないが、彼らはもう引き下がるわけにはいかないのだ。

エリーナが亡くなって以来、彼らの村の住人は夜中に子どもを起こしたり、自分たちのベッドで子どもを寝かせたりするようになったという。彼女の死が周囲に与えた衝撃は、あまりに大きかった。

仕事柄、悲嘆に暮れる患者の親と話すことはよくある。しかし、あれほど患者の親に深くかかわったのは初めてだった。

エリーナの両親は、自分たちの思いを文章につづり、事の顚末《てんまつ》を細部まで伝えてくれた。それを読みながら、私はあたかも彼らの家のリビングやベッドルームに実際に立っているような気持ちになっていた。それはまさに、〝言葉の力〟としか言いようがない。

彼らの言葉は、情報を伝えるだけでなく、私に人生の意味を考えさせてくれた。

最初に彼らのメールを読んだ日の夜のことは、いまでもよく覚えている。

あの日、私は一刻も早く妻を抱きしめたいと思いながら家に帰った。私の父は、私が生まれてすぐに亡くなっていて、死因はいまもわかっていない。

そして私も、あと1か月以内に父親になろうとしている。

愛する人をもっと大切にしよう――あの両親と出会ってから、私はそう思うようになった。大切な人が明日も生きている保証はどこにもないのだから。

ときには、ひとりで仕事に没頭したり、目標のために苦しい努力をしたりすることも必要かもしれない。でも、せめて1日の始まりぐらいは、愛する人に笑顔を向けるべきだ。

医師として数々の悲劇を目の当たりにするうちに、私は心にバリアを張っていたように思う。患者や患者の家族とのあいだに一定の距離を置き、自分の身を守っていたのだ。しかしエリーナの両親は、そのバリアを通り抜け、私に大事なことを教えてくれた。人の命はあまりに儚《はかな》いものなのだ、と。

A welcome baby

Hieke Aardema, obstetrician

72 歓迎された子ども

ダウン症

ヒーカ・アーデマ（産科医）

その夫婦のあいだには、すでにふたりの子どもがいた。どちらも女の子で、健康状態はいたって良好だった。

あるとき3度目の妊娠が発覚したので、奥さんは出生前診断を受けることにした。超音波検査と血液検査を行い、お腹の子どもがダウン症である確率を計算するのだ。診断の結果、その確率は「1600分の1」だった。

ふたりは安心し、それ以上の検査は受けなかった。とはいえ、1600分の1は「ゼロ」ではない。彼らの子どもは、そのわずかな確率を引き当てることになる。

奥さんは出産予定日の6週間前に緊急帝王切開で出産した。そうして産まれた小さな男の子はダウン症で、心臓に重い障害を抱えていた。

ある日の午後、私はお祝いの言葉を届けに彼らの家を訪れた。私はその夫婦とは面識がなかったが、彼らがどんな思いで過ごしているかはおおよそ想像がついた。ちょっとした気まぐれで出生前診断を受ける人はいない。世の親たちは、自分とわが子の将来を真剣に考えるために診断を受け、子どもに障害があるとわかった場合はその時点で出産をあきらめるつもりでいるのだ。

その日は奥さんが退院して家に帰った日だったが、子どもはまだ病院にいた。近いうちに受ける大がかりな手術に備えて、病院で体力づくりをする必要があったからだ。

私はいくぶん憂鬱な気持ちで、彼らの家のリビングのドアを開けた。その直後、思わずあっけにとられてしまった。目の前には、さながらパーティーのような光景が広がっていた。部屋のいたるところに吹き流しと風船が飾られ、ふたりの娘が描いた弟の似顔絵が並び、誰もがすっかり舞い上がった顔をしていた。

結局、私は出生前診断の話題には一度も触れなかった。彼らの幸せそうな顔を見ていると、そんな話題を持ち出す気にはとてもなれなかった。

しかしその2週間後、悲劇が訪れる。その男の子が心臓の手術中に亡くなったのだ。

あのときの両親の悲しみようは、言葉で表すことはできない。出生前診断を受けたとき、彼らが「ダウン症の子どもを育てることはできない」と考えていたのは間違いない。でも、生まれてきたわが子を一目見たとたん、彼らはすっかり心を奪われ、喜んであの子を家族に迎え入れた。

彼らと出会ったことで、私は「出生前診断がはらむジレンマ」について考えさせられた。診断を受けた親たちは、往々にして重大な選択を迫られる。

もし、お腹の子どもが間違いなくダウン症だとわかっていたら、彼らはおそらく出産をあきらめただろう。のちに自分たちの考えがすっかり変わるなんて、夢にも思わなかったはずだ。

これから親になろうとしている人は、「出生前診断はときに〝不可能な選択〟を突きつける」と覚えておかなければならない。

生まれてくる子どもが障害を抱えているとわかったとき、親はどうすればいいのだろう？　その子とともに生きていくのが難しい場合、どのような決断を下すのが正解なのだろう？

ふたつの極端な選択肢のどちらかを選ばなければならず、しかも自分の選んだほうが正しいかどうかは永遠にわからない――そういう状況に追いこまれる親は少なくないのだ。

また、検査の結果を見て出産をあきらめた女性が、その後もずっと後悔の気持ちを抱えて生きている場合も多いという。そういう女性は、ダウン症の子どもを目にするたびに、顔も知らないわが子の幻影に苦しむのだ。

テクノロジーの発達によって、私たちはこれから生まれてくる子どもが「つらい人生」を送る可能性をある程度予測することができるようになった。

しかし、それが本当に正しいことなのだろうか?

私たちは、出生前診断の問題について、もう少しきちんと考えるべきかもしれない。親たちに安心感を与えるための診断のせいで、一部の親は新たな不安に苦しんでいるのだから。

あの小さな男の子は、最高の両親のもとに生まれたといえるだろう。でも悲しいことに、あの子が自分の家に帰ることはなかった。彼のために用意された幼児用ベッドは一度も使われていない。

あの両親は、これから家族の一員になるはずだった息子のために涙を流した。ダウン症を抱えたあの男の子は……本当に歓迎されていたのだ。

Service station

Casper van Eijck, oncological surgeon

73

ガソリンスタンド

膵臓がん

キャスパー・ファン・エイク
（腫瘍外科医）

そのモロッコ人女性は、自分の肌が黄色っぽくなってきたのに気づいてうちの病院を訪れた。ひととおり検査を行い、スキャンをしたあと、私は彼女と向かい合って腰を下ろした。モロッコの伝統衣装に身を包んだその女性は、不安げな表情を浮かべていた。

幸い、彼女のがんは膵臓の先端部にあったので、手術は難しくなさそうだった。でも、ひとつだけ問題があった。手術について説明をしたくても……彼女はオランダ語をまったく話せなかったのだ。

しかし、その場にいた彼女の息子が通訳をしてくれたので、私が口にしたことは間接的に彼女に伝わった。

通訳を介したために、私たちの話し合いはゆっくりと進んだ。おかげで、私の言葉はあまり深刻に響かなかったらしい。少なくとも、彼女の顔に動揺の色は見えなかった。あるいは、彼女の息子が私の言葉を少し婉曲的《えんきょくてき》に伝えてくれたのかもしれない。

彼らと話をしたのはその日が初めてだったが、母親に対する彼の献身ぶりに感心したのを覚えている。


6時間に及ぶ手術が終わると、私は彼女の息子に電話をかけ、「手術は成功した」と伝えた。彼はすぐに母親の病室に駆けつけてきた。

その後、彼はずっと母親に付き添い、食事を食べさせ、ありとあらゆる世話をしていた。彼女のまわりで飛び交うオランダ語は、彼の通訳を介して母親に伝えられる。私は彼と連絡をとり合い、その後の経過について事細かに説明した。

退院後、彼女は3か月に一度だけ経過観察のために外来にやってきたのだが、その隣には必ず息子の姿があった。彼らは診察が長引いても文句を言わず、待ち時間が長くなっても苛立《いらだ》ったようすを見せなかった。その態度を見ただけでも、彼らの感謝の気持ちが伝わってきた。

現代社会においてはあらゆるものが「あたりまえ」だと見なされがちだが、その親子は私たちに会うたびに治療のお礼を伝えてきた。そして、「異常なし」という検査結果が出るたびに、息子はうれしそうに目を輝かせていた。

ある日の夜、車のガソリンが切れかかっていたので、私は近くにあるガソリンスタンドで給油をすることにした。時刻は午前零時になる少し前で、ひどい土砂降りだった。

車のなかで財布を探しながら、ふと目を上げると、レジの前にあの女性の息子が座っているのに気がついた。「ここでアルバイトをしてるんです。母の世話をするために、お金が必要なもので」と彼は言った。

私はすでに、病院で目にした彼の献身ぶりにすっかり感心していたが、そのときは思わず涙がこみ上げてきた。この少年は本当にお母さんを愛しているのだ、と私は思った。

こんな夜遅くに、こんなうらぶれたガソリンスタンドで懸命に働くなんて、なかなかできることではない。

オランダでは、モロッコ人の少年は「問題児」だと見なされがちだが、目の前の若者はその正反対だった。レジの前に座っている彼を見た瞬間、私の心にわずかに残っていたモロッコ人への偏見は完全に消え去った。

世の中には、彼を見習うべき人がおおぜいいるはずだ。

私はよく、ひとりで病院にやってくる高齢の患者を目にする。息子や娘が付き添ってくれないので、彼らはひとりで診察を受けるしかないのだ。

ところが、そういう息子や娘に限って、真夜中にこまごまとした問い合わせのメールを送ってきたりする。時間がないので早く返事をください、とでも言わんばかりに。

私は、あの少年にプライベートな質問はいっさいしなかった。父親がどこにいるのかも、兄弟や姉妹がいるのかも私にはわからない。

彼は自分からは何も言わなかったが、おそらく母親とふたりで暮らしていたのだろう。患者は、誰かに聞いてもらいたいことがあれば、尋ねなくても話してくれる。

彼らが自分から切り出そうとしない話は、こちらから聞くべきではないのだ。

この前、私は彼にこう伝えた。「きみはすばらしいケアをしてくれた。私は本当に尊敬しているよ」

彼は私の言葉を謙虚に受け止め、当然のことだと答えた。

実は、私はずっと前に両親を亡くしている。患者の子どもの行動が気になってしまうのは、おそらくそのためだ。

なぜ誰もが彼のようにふるまわないのだろう？　両親の健康より大事なものがこの世にあるのだろうか？

私はいまでもあの親子と会っている。彼女の容体がすっかりよくなったので、最近は年に2回だけだが。

でも私は、これからもずっとあのガソリンスタンドで給油をするつもりだ。大雨の夜、レジの前に座っている彼の姿を目にしたガソリンスタンドで。

74 寝不足

大動脈瘤

クリス・ブラウン
（元医学生）

その患者は、これといって特徴のない老人だった。パジャマ姿でベッドに腰かけた彼は、昨晩から一睡もしていないとでも言わんばかりの疲れきった顔をしていた。

おそらく、彼の目に映った私も似たようなものだっただろう。当時の私は、大学卒業を間近に控えたかかりつけ医の卵だった。週末のあいだずっと、子どもの耳のなかをのぞきこんだり鼻水をぬぐったりして過ごしていたせいで、くたくたに疲れていた。

彼の奥さんが電話をかけてきたのは朝の5時ごろだった。夜間の往診を終えて、私がようやくベッドに入ったときのことだ。その前の晩もほとんど寝ていなかった。

奥さんはこう言った。「夫がどうも、お腹が痛いみたいなんです。前に腎臓結石ができたときと同じような痛みだと言ってます。いまはだいぶおさまったみたいなんですが……

念のため検査をしてもらえませんか？」

少し眠りたかったので、数時間だけ待ってほしいと私は頼んだ。

彼と奥さんが了承してくれたので、私は9時半に彼らの家に向かった。家に上がると、私はまず彼の腰を軽く叩《たた》き、それから胸部を触診した。

でも、彼は顔色ひとつ変えなかった。どうやら、痛みは完全に消えたようだ。私は彼にこう伝えた。

「おそらくもう大丈夫です。念のため、かかりつけ医のところで尿検査を受けるといいでしょう」

ところが、私が部屋を出ようとしてドアノブに手をかけたとき、背筋の凍るような言葉が聞こえてきた。

「ところで先生、ここに変なこぶがあるんだが……なんだかわかりますかね？」

急いで振り向くと、彼は自分の腹部を指さしていた。私は思わず鞄《かばん》を床に落とした。本当の原因が何なのか、ようやくわかったのだ。

彼の腹部に指を当ててみると、数センチ先で、鼓動に合わせてこぶが脈打っているのがわかった。それは、明らかに大動脈瘤《だいどうみゃくりゅう》の症状だった。人体のなかで最も太い動脈が風船のように膨らんでしまう病気だ。

彼の症状を見るに、こぶは刻々と大きくなっているようだった。大動脈瘤が破裂してしまうと、もはや助かるすべはない。

私はすぐに、近所の病院の心臓血管外科医に電話をかけた。あいにく、その外科医は席を外していたので、私は別の医師につないでもらって事情を説明した。彼はすぐに救急車を手配してくれた。

その日の午後、手術を終えた外科医から電話がかかってきた。彼は私に称賛の言葉をかけてくれた。「手術は成功したよ。患者は元気だ。よく大動脈瘤を発見してくれたね。この病気は、患者が亡くなるまで気づかない場合も多いんだ」

でも私は、彼の言葉を聞いてもうれしいとは思わなかった。私の頭のなかは、安堵の気持ちと恥ずかしさでいっぱいだった。あんなにはっきりと症状が現れていたというのに、寝不足のせいで見落としたのだから。

患者が自分からこぶのことを教えてくれなかったら、私はとんでもない失敗を犯していた。その後、まわりの医師たちも私に一目置くようになったが、私は誰にも本当のことを話さなかった。

彼らはみな、寝不足はミスの言い訳にならないと考えていた。患者の「腎臓結石」の話を鵜呑《うの》みにして、きちんと診察せずに大動脈瘤を見落としたことが明るみに出たら……私は間違いなく吊《つ》るし上げられただろう。

すべては40年前に起こったことだ。

当時の医師は、金曜の夜から月曜の朝まで働くのがあたりまえで、ほとんど睡眠をとらずに手術台の前に立つこともめずらしくなかった。

そうした働き方には当然リスクがともなうが、文句を言うことは許されない。要するに、「医師は私生活を犠牲にしてでも患者に尽くすべきだ」と考えられていたのだ。

あのとき、私ははっきりと悟った。

これから先、自分は幾度となく睡眠不足に陥りながら、人の生死にかかわる重大な決断を下していかなければならないのだ、と。

そんなことはとても耐えられそうになかった。

大学卒業まで1か月を切っていたので、なんとか学位だけは取得したものの、その後私は医師ではなく毒性学者の道に進むことにした。

正直にいうと、自分がかかりつけ医の仕事に向いていないことはもっと前からわかっていた。あの男性が背中を押してくれるまで、その事実を認めたくなかっただけだ。

私が進路を変えたと知ると、まわりの人たちは不思議そうな顔をした。その決断のきっかけになった「ニアミス」については誰にも話さなかったのだから、無理もないだろう。もしかかりつけ医の道に進んでいたら、私は間違いなく心身ともにぼろぼろになっていたはずだ。

あの男性は、そんなつらい運命から私を救い出し、まったく違った人生へと導いてくれたのだ。

An unbearable thought

Eduard Verhagen, paediatrician

75

耐えられない考え

先天性皮膚難病／安楽死

エデュアード・フェルハーヘン（小児科医）

その女の子は、生まれたときから手足と腹部が水ぶくれに覆われていた。一目見た瞬間、長くは生きられないとわかった。皮膚はもろく、少し触れただけでぼろぼろと剝がれてくる。どう見ても、あまり前例のない先天性の難病だった。

皮膚がすぐに炎症を起こしてしまうため、致命的な感染症が引き起こされる可能性がおおいにあった。また、母乳を飲むこともできないその子を見て、別の病院のスタッフが喉に栄養チューブを通した。

でも、その判断は間違っていた。チューブのせいで粘膜が傷つき、食道まで水ぶくれに覆われてしまったのだ。

その子の名前はブライディといった。ブライディは、生まれてからわずか数週のあいだに、想像もできないほどの苦痛を味わっていた。

私たちは1日おきにブライディの包帯を替えたのだが、それすらも麻酔なしではできなかった。あらゆる手を尽くして治療を施しても、結局、何ひとつとして効果はない。私たちは、ブライディの両親にこう伝えた。

「心苦しいのですが……いまの医学ではどうにもできません。娘さんはいずれ亡くなってしまうでしょう。私たちにできるのは、ほんの少し痛みをやわらげ、ほんの少し寿命を延ばすことだけです」

そのときの両親のつらそうな顔は、いまも忘れられない。

彼らは、ブライディをお風呂に入れているときの写真を見せてくれた。赤ちゃんはふつう、温かいお風呂に入れてあげると気持ちよさそうな顔をするが、ブライディにとってお風呂は拷問でしかなかった。両親は言った。

「お風呂ひとつ満足に入れないなんて……こんなにひどい人生がありますか?」


ある日、彼らは私を呼び止めてこう言ってきた。

「助かる見込みもないのに、こうやって娘の苦しみをただ長引かせるなんて……もう耐えられません。先生、この子を安楽死させてあげられませんか?」

彼らの言葉に、私は胸が締めつけられる思いがした。すぐには答えられなかったので、私はいったん返事を保留にし、ほかのスタッフたちを集めて話し合うことにした。

前代未聞のケースだったし、さまざまな法的課題があるのは明らかだった。「子どもの生死に関して、親が一方的な決定を下すことはできない」というのは常識だ。私たちは地元の検察官の意見も聞いてみた。

でも、話は最後まで聞いてもらえたものの、具体的な回答はもらえなかった。

「私には何も答えられない。私が協力できるのは、実際に誰かが亡くなってからだ」とその検察官は言った。

私たちは、ブライディの両親に心から同情していた。しかし調べれば調べるほど、法律上の問題が多すぎるとわかっていった。

結局、私は彼らにこう伝えるしかなかった。

「残念ながら……私たちにはどうすることもできません」

彼らは、愛する娘とトラック1台分の包帯とともに病院を去った。その数か月後、ブライディは自宅で亡くなった。悲しい最期だった。ブライディは痛みと闘うために大量のモルヒネを飲んでいたのだが、徐々に量が増えていき、結果的にモルヒネ中毒で亡くなってしまったという。

その知らせを聞いたとき、私たちはやりきれない気持ちになった。結局、私たちはブライディと両親に何もしてあげられなかったのだ。医師の限界を見せつけられたような思いだった。

その後、私たちはもう一度だけ検察と話をすることにした。電話をかけると、担当が変わったらしく、前回とは違う検察官が対応してくれた。その検察官は私たちの話に興味を示し、実際に病院まで来てくれると言った。

彼の話によると、慢性的な疾患を抱えた子どもに安楽死を施した事例が過去にも何度かあったようだ。司法省に報告された事例は全部で22件あり、それらすべてが「正当な行為」と認められたという。

つまり、「医師はできるかぎりの処置を施したうえで、子どもの苦痛を終わらせる方法は安楽死しかないと判断した」とみなされたのだ。しかし、起訴された医師はひとりもいなかったものの、それらの事例が公になることはなかった。もっと早く知りたかった――私たちの誰もがそう思った。

「もしあなたがたが、子どもの安楽死に関する論文を発表してくださるのなら、過去の報告書をすべて提供します」とその検察官が言ったので、私たちはその提案を受け入れた。

その後、私たちの論文は世界中で大きな議論を呼んだ。ブライディの死から4年がたったころ、私たちはついに国際的なプロトコールを作成し、同じような状況に陥った医師のためのガイドラインを定めることができた。

現在は、回復の見込みのない、死を待つだけの子どもの苦痛をやわらげるために、「子どもの緩和ケア」に関する活動も行っている。

もしブライディが生きていたら、今年で18歳になっていたはずだ。

私はいまも彼女の両親と連絡をとっている。「あの子は私たちの誇りです」と彼らは言った。私も同じ気持ちだ。あの小さな女の子がこれほど大きな変化を起こすなんて、夢にも思っていなかった。

ブライディのおかげで、充実した人生を送れない子どもの存在が世に知れわたった。

彼女が起こした変化は、これからも多くの子どもたちを救うだろう。

Leonie Warringa, trainee physician

76 忘れられない夜

大腸がん

レオニー・ワーリンガー
（内科研修医）

パトリックは、30代後半の若さで大腸がんを患った。容体は刻一刻と悪くなり、すでに転移も見られたので、彼はまもなく化学療法を受けることになった。

でも、初めて化学療法を施した直後、彼は肺炎を起こしてしまった。抗がん剤によって免疫力が低下したのが原因だ。

私たちは、3種類の抗生物質とありったけの酸素を投与したが、彼の呼吸はどんどん荒くなり、痰《たん》には血が交じりはじめた。

血圧は驚くほど低下し、もはや病院にある機器では測定できなかった。ありとあらゆる治療が試されたが、効果が現れることはなかった。

あれは、私が夜勤のシフトに入っていた日のことだ。時間どおり出勤し、パトリックの病室に入ると、別の医師が彼と話しているのが見えた。その医師はパトリックに言った。

「残念だが……状況は思いのほか悪い。もしかしたら、きみはもう朝日を拝めないかもしれない」

パトリックは愕然《がくぜん》とした顔でこう答えた。

「そんな……あんまりです。せめて、あと少しだけでもなんとかなりませんか」

その週、パトリックと彼のガールフレンドは、付き合ってから8年目の記念日を迎えようとしていた。

記念日にプロポーズをするつもりだったんです、と彼は打ち明けた。ベッドサイドに腰かけている彼のガールフレンドは、パトリックの言葉を聞いてわっと泣き出した。どうやら、彼の計画にはまったく気づいていなかったようだ。

そうこうしているあいだに、パトリックの家族と友人が、最後のお別れを言いに続々と病院に集まってきた。彼らはすぐに状況を理解した。いましがたパトリックが結婚を申しこみ、彼女がそれを承諾したのだと。

この感動的なニュースは、たちまち病院中に広がっていった。なんとか今晩のうちに、この男を愛する女性と結婚させてあげよう――誰もがそう考えていた。

スタッフのひとりが電話交換手に問い合わせたところ、近くの街に住むセレブラント

［結婚式をとりおこなう資格を有する人］の女性の電話番号がわかった。ありがたいことに、彼女はまだ起きていた。娘の卒業試験が無事に終わり、そのお祝いをしていたようだ。「事情はわかりました。これからそちらに向かいます」と彼女は言った。

午前2時、セレブラントが娘を連れて病院に到着した。パーティーを途中で切り上げて来たのだという。

病室にはすでにじゅうぶんな数の立会人がいて、ふたりの身分証明書もそろっていた。新郎新婦の友人たちがわざわざ家までとりに行ってくれたのだ。

また、花嫁には「古いもの」「新しいもの」「借りたもの」「青いもの」を持たせる必要があったので、友人たちは、新品の青いハイヒールと彼女の母親の指輪も用意していた。

ER（救急救命室）のスタッフは、院内でいちばん豪華な病室を飾りつけて会場にすることを提案したが、パトリックには数々の医療機器がつながれているうえに、もはや病室から出る体力も残っていない。式はパトリックの病室でとりおこなわれることになった。

午前3時、静まり返った病院の混み合った病室で、ふたりは永遠の愛を誓った。狭い病室には30人のゲストが集まっていて、パトリックの横には、彼が花嫁とのあいだにすでに儲《もう》けていた3歳と5歳の娘が座っていた。

その夜、セレブラントから指示があったので、私は検察庁に宛てた公式な手紙を書いた。オランダで結婚式を挙げる際は事前に「婚姻する意思」を届け出なければならないのだが、パトリックたちはその手続きをしていなかった。

そこで検察官に事情を説明し、今回は例外的に認めてもらえないかと頼むことにした。

翌朝、私と交代した同僚は、一部始終を聞いておおいに喜び、いたく感動したようすだった。

「みんなで患者の夢をかなえたんだな。本当にすばらしいよ」

結果的にパトリックは、花嫁と一緒に朝日を拝むことができた。おそらく、予期していなかった結婚式が、彼にある種の生命力を与えたのだろう。結婚式から1週間半がたつと、彼は奥さんとともに家に帰っていった。そして5か月後、パトリックはこの世を去った。

そのときすでに、彼は奥さんの「正式な夫」として認められていた。


すべては10年前に起こったことだが、彼らのことを思い出すたびに、私のなかにはあの夜の不思議な感情が鮮明によみがえってくる。

あの夜、私は大切なことを学んだ。医師には病気の治療だけでなく、患者が「生きる意味」を見つける手伝いもできるということだ。あの夜の美しい思い出のおかげで、彼の家族の悲しみがやわらいだのは間違いないだろう。

先日、私はパトリックの奥さんに電話をかけてみた。彼女はパトリックと同じ苗字《みようじ》を名乗って電話に出た。その声を聞いた瞬間、私の頭にパトリックの姿が浮かんできた。ベッドに横になっていたとき、勇敢に痛みと闘っていたとき、娘たちをベッドに乗せて幸せそうな表情を浮かべていたとき……。

あの子たちは、これからも父親がいない家庭で育っていく。でも、何も心配はいらない。あの夜以来、ふたりは強い母親に守られているのだから。

Courage and conviction

Marcel Levi, physician

77

勇気と信念

急性白血病

マルセル・レヴィ
(内科医)

彼は、精力的な40代の中学教師だった。めったに病気にかからないことが自慢だったが、少し前から妙な倦怠感《けんたいかん》に悩まされていた。とくに気にするほどではなかったものの、ある日とつぜん大量の鼻血が出てきたので、彼は念のため病院で診てもらった。

すると、まったく予想していなかった診断が下された。

彼は急性白血病を患っていたのだ。すぐに化学療法を受ける必要があった。

治療は順調に進んだ。感染症も起こらず、合併症も見られず、たびたび吐き気に襲われるが我慢できないほどではない。

しかし、一連の治療は彼にすさまじい恐怖を与えることになった。そして悲しいことに、彼は完治したわけではなかった。治療が終わってから3か月後、ふたたび同じ症状が現れたのだ。もう一度化学療法を受けなければならなかったが、このように短期間でがんが再発した患者の生存率は10％未満だと言われている。

大半の患者はそのわずかな希望にすがって治療を続けるが、彼は違った。

「嫌です」と彼は言った。「治療を続けるつもりはありません。病気に怯えながら残りの人生を過ごすなんて、まっぴらです」

彼はまだ若く、この先も希望に満ちた未来が待っているはずだ。ここで治療をやめるのが正しい選択だとは思えなかった。

当時まだ研修医だった私は、彼の言葉に唖然《あぜん》とすることしかできなかったが、ほかの医師たちは見るからに腹を立てていた。なかには精神科医を呼ぶべきだと言う者までいた。彼が精神的にまいってしまい、正常な判断能力を失ったと考えたのだ。

「治療をやめたら、ぼくはこれからどうなるんでしょうか？」あるとき彼はそう聞いてきた。「長くはもたないと思います」と私は答え、すぐにこうつけ加えた。

「でも、少しでも長く生きられるよう手は尽くします」

それから数か月のあいだ、彼は定期的に私のところにやってきた。治療をやめると宣言したあと、彼は「死ぬ前に行きたい場所リスト」をつくり、ガールフレンドと一緒にそれらの場所を回っていた。そして、旅行の計画を立てるたびに私のもとを訪れてきた。

私は輸血をしたり、精神刺激薬を投与したりして、彼が旅行を楽しめるよう尽力した。

治療をやめてから4か月後に彼は亡くなった。その4か月間、彼は心から人生を楽しんでいた。

彼のガールフレンドはこう言った。最後にすばらしい思い出をつくれたおかげで、悲しみが少しやわらぎました、と。

最初に彼の口から「治療を続けるつもりはない」という言葉が出たとき、私たちの誰もが耳を疑った。

でも、彼の判断は間違っていなかったようだ。あとになってようやく、私は自分が「医師の観点」でしか彼のことを考えていなかったと気づかされた。彼の身体に副作用が起こらなかったのを見て、私たちは化学療法が成功したとばかり思っていた。

しかし本人からすれば、あの治療はけっして〝成功〟とはいえないものだった。

私たち医師は、患者の病気を治そうとするあまり、治療が患者の心に与える影響まで考えが及ばないことがある。

患者たちは何度となく病院を訪れ、血液検査を受け、医師と重苦しい話をする。ようやく家に帰っても、少ししたらまた同じ1日がやってくる。

刻々と迫る最期のときに怯えながらそういう日々をくり返すつらさは、患者本人、あるいは患者の大切な人にしかわからないのだ。

新聞や雑誌はよく、「最期まで勇敢に病気と闘った患者」の話を美談としてとり上げる。でも、最期まで闘いつづけることだけが正しい選択なのだろうか？

医師は誰しも、「治療第一」の姿勢で患者と向き合う。人の命を救うための教育を受けているのだから当然だ。

しかし、私たちの施す治療は、ときに患者に大きな苦痛を与えてしまう。あの男性は、「治療は必ずしも最良の選択肢ではない」という厳しい現実を私に突きつけてきた。

もし彼と出会っていなかったら、そんなことは考えもしなかっただろう。25年以上前の当時、医療の世界に「治療をしない」という選択肢は存在しなかったのだから。

あれ以来、私の患者への接し方は大きく変わった。患者の命を救うだけが医師の役目ではない。治る見込みのない患者に対しては、「治療をやめる」という選択肢を提示したほうがいい場合もある。そうすることで、よりよい人生を送れる患者もいるのだ。

最近は、私と同じように考える医師も増えてきたが、いまでもときどき、患者の気持ちを無視した「暴走機関車」のような治療が行われているのを目にすることがある。

つらい治療を施すのが悪いことだと言うつもりはない。でも医師は、その治療のよい面と悪い面を患者にきちんと知らせなければならない。

大事なのは、適切なタイミングでブレーキをかけることだ。そして、そのタイミングを誰よりも理解しているのは、医師ではなく患者自身なのかもしれない。

あの男性は、勇気と信念をもって自分のためにブレーキを踏むことを決めた。私はその事実をけっして忘れないだろう。

A death foretold

Arnold van der Leer, nurse

78

死の予言

パラチフス

アーノルド・ファン・デル・レール（看護師）

畜産業を営んでいたその初老の男性は、あるときパラチフスを発症し、私たちの病院の隔離病室に収容されることになった。

パラチフスとは、深刻な腸の感染症だ。おそらく彼は、自分の牛からとれた牛乳を飲んで感染したのだろう。ベッドに寝かされた彼の姿は、いまだに忘れられない。どの病室のどのベッドにいたのかまで覚えている。

抗生物質を投与しても効果が現れなかったので、私たちはほかに治療法がないか必死に探した。

彼は、嘔吐《おうと》と高熱とひどい下痢に苦しんでいた。腸はすでに空っぽだというのに、1時間に一度は差しこみ便器を替えなくてはならなかった。私がその週の最初の夜勤に入ったた日、彼は私に自己紹介をしたあと、こんな奇妙な予言をした。

「私は7日以内に死ぬ。そのとき、きみは私の近くにいるだろう」

私は彼の言葉を真に受けなかった。たしかに彼はひどい症状に苦しんではいたが、命にかかわるほどではなかったからだ。

しかし彼は、その後も何度となく同じ予言を口にした。農場のことや家族のことを話していても、最後は必ずその話題に触れるのだ。

彼のカウントダウンは少しずつゼロに近づいていった。最後の夜、彼はベッドサイドにいる私に向かって、自分の予言の具体的な時間まで伝えてきた。

「明日の朝6時までに私は死ぬ」

私はいよいよ不安に襲われた。もし彼の言うことが本当だとしたら、黙って見過ごすわけにはいかない。

私は内科医に電話をかけて事情を説明した。その内科医は真剣に話を聞いてから、彼のようすを確かめに病室まで来てくれた。でも、とくに異常は見当たらなかった。

「心配だったらまた呼んでください」。内科医はそう言って病室から出ていった。

1時間ごとに差しこみ便器を取り換えながら、私は彼の観察を続けた。午前3時ごろ、彼はとつぜん「胸が苦しい」と言いはじめた。見たところ呼吸は正常だったが、私はすぐに内科医を呼んだ。

仮眠をとっていた内科医は、ベッドから飛び起きて大急ぎで病室に駆けつけ、彼の身体を検査し、胸部のレントゲン写真を撮ってくれた。

しかし、やはり異常は見つからなかった。私たちにできるのは、彼の呼吸が楽になるように酸素を吸入させることだけだった。

6時になる15分前、彼からまた呼び出しがあったので、私は差しこみ便器を持って病室に急いだ。ドアを開けると、ベッドの上で白目をむいて苦しそうにもだえる彼の姿が目に入ってきた。

私は差しこみ便器をその場に放り投げてアラームを鳴らし、彼のもとに駆け寄り、すぐに心肺蘇生を始めた。

まもなく内科医と蘇生チームがやってきて、全員で45分かけて蘇生措置を施した。でも、手は尽くしたものの、彼はやがて息を引きとった。

それから30分後、私は勤務を終えて家に帰った。

あれから40年がたつが、あのとき抱いた無力感はいまでもはっきりと覚えている。

結局、私は彼の家族と一度も話をしなかった。病理解剖が行われることもなく、死因はおそらく敗血症だろうと判断された。

患者が自分の死の瞬間を予知する――そんなことが起こるなんて、夢にも思っていなかった。

最初に彼の予言を聞いたとき、私はたちの悪い冗談だと思って受け流した。しかし結果的に、あの1週間は彼の予言どおりに過ぎていった。

これまで、同僚にこの話をしたことは一度もない。でも、1981年のあの夜を境に、私は患者の「直感」を真摯に受け止めるようになった。


その後、麻酔看護師として働きはじめてからも、私は何度も似たような体験をした。患者の身体のことを誰よりも知っているのは、ほかならぬ患者自身だ。

手術の前、患者が自分の今後についての予想を話してくれることがときどきあるのだが、そうした予想はたいてい当たる。

ところが多くの医師は、患者の非合理的な言葉には耳を傾けず、自分たちの合理的な判断だけを正しいと考える傾向がある。

最先端の医療技術をもってしても、医師にはすべての患者を助けることはできない。あの畜産農家の男性が病院に運ばれてきた日、「こんな感染症、抗生物質があれば治せるだろう」と私は考えていた。でも、そんなことはなかった。

この世には、医の理《ことわり》を超えたものごとが数多く存在する。起こるすべてのことを医学で説明することなどできないのだ。

そのことに気づいてから、私は……なんだか気が楽になった。

A lone little girl

Hugo Heymans, paediatrician

79

ひとりぼっちの女の子

胆汁異常

ヒューホ・ヘイマンズ
（小児科医）

その少女は、自宅から遠く離れたところにある私の病院に入院していた。週に一度、両親がドレンテ州から2時間かけてアムステルダムにやってくるときを除けば、その子はずっとひとりぼっちだった。

まだ小学校にも上がっていない少女が個室でぽつんと座っている姿は、いまだに忘れられない。その子の症状は深刻だった。胆汁の分泌が正常に行われなくなったせいで、ひどい黄疸《おうだん》とかゆみに襲われていたのだ。

その子は日に日に痩せていき、数々の合併症にも苦しめられた。

当時、私はその少女の担当医だった。一人前の小児科医を目指して勉強に励んでいたころのことだ。

時がたつにつれて、私はその子を他人とは思えなくなっていた。私の家は病院のすぐそばにあったので、毎晩のように「おやすみ」を言いにその子の病室を訪れた。休暇でどこかに出かけているときも、おやすみの電話は欠かさなかった。なにしろ、私が電話をするまではぜったいに寝ようとしなかったのだから。

その子はよく、まわりの人にこう言っていた。

「私にはパパとママがいて、弟がいて、ヒューホ先生がいるの」

その子にとって、私はまぎれもない家族の一員だった。

しかしある日、少女の容体が急変した。その日に起こったことは、まるで昨日のようにはっきりと覚えている。

ベッドサイドに立って少女の姿を眺めながら、私は直感的に「この子は助からない」と理解した。気づけば私は、病室を飛び出して教授の部屋に向かっていた。ノックをするのも忘れてドアを開けた瞬間、私はこらえきれなくなって泣いてしまった。

会議の真っ最中だと気づいたのはその直後だった。教授の部屋には、大学病院の監査委員と思われるスーツ姿の人たちが集まっていた。しまった、と私は真っ青になった。自分の非常識な行動のせいで教授を怒らせてしまったに違いない、と。

ところが、教授は席を立って近づいてくると、私をそっと抱きしめた。そして一緒に病室まで来てくれると言った。その子のようすを確かめたあと、教授はベッドのわきに立ったままこう言った。

「きみの言うとおりだ。残念だが……この子は助からない」

少女はその日のうちに息を引きとった。

後日、私は少女の葬儀に出席した。これまで小児科医として長年働いてきたが、患者の葬儀に参加したのはほんの数回だけだ。もう40年も前のことだが、葬儀の日のできごとは私の心に深く刻まれている。

私は看護師長と一緒にドレンテ州ヴェステルボルクの小さな村まで車を走らせた。ヴェステルボルクには個人的な〝因縁〟があった。私の両親と兄と姉は、第二次世界大戦中、強制収容所に移送される前にここへ送られていたのだ。

やがて私たちは、村の小さなホテルの前に着いた。ホテルの隣には祭壇を備えた葬儀場がある。中に入ってすぐに、少女の父親が私に声をかけてきた。彼は、文字どおり一瞬で私に気づいてくれた。

「先生、娘はこっちです」と彼は言い、棺《ひつぎ》のところまで案内してくれた。少女は祭壇のわきにいた。1年以上のあいだ、毎日のように自転車に乗って病院まで会いに行き、おやすみを伝えた女の子だった。

実はその少し前、私も娘を授かったばかりだった。自分の娘とその子の姿が重なり、ふたたび目に涙が浮かんできた。

葬儀のあと、私は少女のお墓の前で呆然と立ち尽くしていた。木陰につくられた立派なお墓だった。

「どうです、いい場所でしょう?」

少女の父親はそう言うと、私の肩をそっと抱いてくれた。気づけば、私のほうが彼になぐさめられていた。


あの少女は、医師としての私を形づくったといえる。

最近、「よい医師とは、自分の感情を抑えこめる医師のことだ」という言葉をよく耳にするが、もし本当にそんな医師がいるのなら、その人はこの仕事の本質を見誤っている。**私たちの仕事は、単なる「事務仕事」ではない。患者に共感し、彼らが何を思っているかをきちんと理解しなければならないのだ。**

葬儀のあと、私は少女の両親と長い話をした。彼らを少しでも元気づけるためだ。

それは、あの子の最後の1年間をよく知っている私にしかできないことだった。私は両親にこう伝えた。「あなたがたも私たちも、あの子のためにベストを尽くしました。あの子は安心して毎日を過ごしていました。だから……けっして自分を責めたりしないでください」

現在、一人前の小児科医として、私には毎年欠かさず行っていることがある。12月になると、その年に亡くなった子どもの両親に電話をかけるのだ。そして近況を尋ね、「あなたはお子さんのためにやれるだけのことをやりました」とはっきり伝える。

これはとても大事な仕事だ。

わが子を失った悲しみが完全に癒えることはない。だからこそ小児科医は、子どもを亡くした親がその後も前を向いて生きていけるように、できるかぎりのサポートをしなければならないのだ。

Meta van der Woude, IC physician

80

ピーナッツバター・サンドウィッチ

心不全

メタ・ファン・デル・ワウデ
（集中治療内科医）

あれは夏休みの時期のことだった。火曜日の午後、職場にいたその女性は、とつぜん過呼吸を起こしてしまった。救急車に乗せられてまもなく、彼女は意識を失った。脳のスキャンをしても異常は見つからなかったが、まもなく心臓も停止した。

私たちは、彼女を集中治療室に運んで必死に蘇生措置を施した。でも、心臓が動く気配はない。私は、最悪の結末を覚悟した。

その後、その女性の両親とボーイフレンドが病院に駆けつけてきた。私は彼らに、臓器提供について検討してほしいと言った。それを聞いたボーイフレンドが、彼女の鞄《かばん》をひっかき回してドナーカードを探していたときの光景は、いまでもよく覚えている。

彼女の家族はしばらく葛藤していたが、最終的に臓器提供に同意してくれた。それから

1時間後、その女性は息を引きとった。

腎臓を取り出す前に、私たちは彼女の身体から瓶10本分の血液を採取した。近隣の大学病院に送り、彼女の「組織型」を確認してもらうためだ。組織型がわかれば、彼女の臓器に最も適合する移植希望者が誰かを判断できる。

心不全の原因を明らかにするために、私たちは毒性学者にも血液サンプルを送ることにした。その後、検死を行っても不審な点は見られなかったので、彼女の遺体は葬儀業者に預けられた。葬儀は翌週の月曜日にとりおこなわれることに決まった。

しかし金曜日の午後、毒性学者から私のもとに電話がかかってきた。彼女の血液を調べたところ、カフェインとチョコレート、それから通常の検査では特定できない「謎の物質」を摂取した形跡が見られる、という話だった。

毒性学者との電話を終えると、私は地元の警官に連絡をとった。その警官は検視官を連れてすぐに病院に来てくれた。

彼女の遺体は、近隣の街レイスウェイクの法医学研究所に移された。そこでもやはり妙な点は見当たらなかったのだが、ひとつ重大なことが明らかになった。私たちが毒性学者に送った血液サンプルは、精密検査を行うには量が少なすぎたのだ。

とはいえ、遺体にはもう血液が残っていない。肩を落とした瞬間、私ははっと思い出した。「大学病院の血液サンプルがまだ残ってるかもしれない」

すぐに大学病院に電話をかけて確認したところ、幸運にも血液はまだじゅうぶんな量が残っていた。

数日後、法医学者たちが「謎の物質」の正体は「シアン化合物」だと明らかにした。つまり彼女は、誰かに毒を盛られたのだ。

すぐに彼女の同僚への聞きこみが行われた。

どうやら、彼女の具合が悪くなったのは、ピーナッツバターとチョコレートのサンドウィッチを食べた直後だったようだ。それは……彼女のボーイフレンドがつくったものだった。そのサンドウィッチを食べたとき、彼女は「変な味がする」と言ってそのまま残していたという。

化学者だった彼女のボーイフレンドはすぐに逮捕された。でも、ひとつだけ問題があった。警察がサンドウィッチの残りを調べたところ、シアン化合物は検出されなかったのだ。彼女を死に追いやった毒は、いったいどこからやってきたのだろう？

長時間に及ぶ尋問の末、そのボーイフレンドはすべてを自白した。彼がサンドウィッチに混ぜたのは、自分の研究室で使っていた防腐剤だった。その防腐剤に含まれる化学物質は、体内に取りこまれると化学反応を起こしてシアン化合物に変化する。

化学者である彼は、そうすれば証拠は残らないと踏んで犯行に及んだのだ。もう一度サンドウィッチの残りを調べたところ、たしかに防腐剤の成分が検出された。

その後、警官がそのボーイフレンドの犯行動機を教えてくれた。どうやら彼は、境界性パーソナリティ障害を抱えていたという。

彼女の口から「結婚したい」「子どもが欲しい」といった言葉が出てくるたびに、彼は多大なストレスを感じ、ついには「この女を殺すしかない」としか考えられなくなったようだ。

ボーイフレンドは懲役刑を言い渡され、出所後も精神病院に収容されることになった。

この事件をきっかけに、私は突然死というものを心から警戒するようになった。いままでは、少しでも不審な点があればすぐに法医学者を呼び、検査に備えてじゅうぶんな量の血液サンプルを確保するよう心がけている。

あの男性は、恋人の命を奪い、彼女の両親を悲しみのどん底に突き落とし、私たち全員の目を欺いた。すべてが明らかになったとき、私と同僚はショックのあまり口もきけなかった。

彼はあの日、自分の手でサンドウィッチに毒を盛ったにもかかわらず、悲しげな顔で病室に入ってきた。私たちは、彼女を死に追いやった張本人と一緒にベッドを囲み、彼女の最期を看取《みと》ったのだ。

そう考えると、いまだに身の毛がよだつ思いがする。あの男は、あと一歩で完全犯罪を成し遂げようとしていた。そのもくろみを阻止できたのは、彼女の臓器を提供したからにほかならない。

第五部

死

「運命」のとらえ方が変わったとき

ほとんどの医師は、心のなかに〝墓地〟をもっている。これまでに亡くなった患者たちが眠る場所だ。
彼らの重みを背負うことは、私たち医師に課された義務だといえる。たとえ自分にミスがなかったとしても、医師はすべての患者の死から何かを学びとろうと努めなければならない。

「89 最期の言葉」より

Doctor and daughter

Irene Koning, trainee gynaecologist

81

医師と娘

卵巣がん

イレーネ・コーニング

（婦人科研修医）

1年半前、彼女は人生で初めてER（救急救命室）に搬送された。その週末、彼女は元気にジョギングを楽しんでいたが、日曜日の夜にとつぜん耐えがたい腹痛に襲われたのだ。

スキャンをしたところ、腫瘍が腸を圧迫しているのがわかった。すぐに手術が行われたものの、腫瘍を完全に取り除くことはできなかった。

原因が明らかになったのは3週間後だった。彼女は卵巣がんを患っていて、すでにかなり進行していた。残念ながら治療は不可能だった。

彼女は私の担当患者ではないし、そもそも私の病院に入院しているわけでもない。しかし、私にとっての特別な患者だ。なにしろ、彼女は私の母親なのだから。

私は母に、医師としてできるかぎりのことをしている。同じような症例についてはとことん調べたし、同僚を連れてよくお見舞いにも行っている。

でも、私たちが病気に関する専門的な話をすることはあまりない。

ほとんどの時間、私は母の不安や今後の計画に耳を傾けている。

「なんだか、自分の身体《からだ》に裏切られたような気がする」と彼女はよく言う。

「まさか、とつぜんがんになるなんて思わなかった。そのうえ一生治らないなんて……ひどい話よね」

私は母にこう尋ねた。

「ねえ、お母さん。もし自分がこの歳《とし》でがんになるってわかってたら、違う生き方をしてたと思う？」すると、母はきっぱりとした口調で答えた。

「いいえ。人生でやりたいことはすべてやったわ。だからいまは、1日1日がボーナスタイムみたいなものよ」

私たちの会話は、ふつうの医師と患者が交わすそれとはずいぶん異なっている。でも、そうした会話のひとつひとつが、私にとってはかけがえのないものだ。

私のように経験の浅い医師は、患者との会話が事務的なものになりやすい。でもそれは、患者に対する「共感」が足りていないせいではなく、病気のことと治療のことで頭がいっぱいになっているせいだ。

私たちは、長い時間をかけて病気と治療の知識を身につけ、その知識を活《い》かすことに力を注ぐ。

でも、母との会話を通じて、私は大事なことに気がついた。患者はみんな、病気に関する小難しい話ではなく、もっと個人的な話をしたがっているのだ。私の母と同じように。


それから、わかったことがもうひとつある。がんは患者本人だけでなく、その家族や親族、同僚、友人たちにも大きな影響を与えるということだ。誰かががんになれば、まわりにいる人の生活も大きく変わる。それはまさに、私の家族がいま経験していることだ。

この前、ある女性患者の病室に入ったとき、ベッドサイドで彼女の3人の子どもが涙を流しているのが目に入った。私は既視感に襲われた。1週間ほど前、別の病院にある母の病室で、私とふたりの妹も同じように母のベッドサイドに座っていたのだ。あの日は娘として、いまは医師として病室に立っている。その奇妙な感覚は、私の仕事観を変えることになった。


化学療法のおかげで、母の容体はいくらかよくなった。がんが完全に消えたわけではないものの、おそらくもうしばらくは生きられるだろう。

母は心身ともに強く、自分のことは自分で決めたいと思っている女性だが、最近は不安を感じることが増えてきたという。

「なんだか、手綱が手から離れていくような気がしてね」と彼女はこぼした。

あるとき、母は安楽死宣言書を私に手渡してきた。

「みんなで読んでおいてね。そうすれば私の気持ちも楽になるから」

母は真剣な顔でそう言った。そのころ、私たちはお互いに感情をぶつけ合うことが増えていた。その日ももちろん例外ではなかった。

母の言葉はいつも、私の心に深く刻みこまれる。それはたぶん、母が言葉の扱いに長《た》けていて、しかも自分の思いをはっきり伝えてくれるからだろう。

私はよくこう思う。患者がみんな母のように意思表示をしてくれたら、医師はすぐに問題の本質を理解し、もっと的確な対処ができるのに、と。

すべての患者にはそれぞれの人生がある。あたりまえのことだが、母ががんになったことで、私はようやく本当の意味でそのことを理解した。おかげで、医師として一歩成長できたように思う。

働いているとき、私はいつも母の存在を近くに感じる。病室にいる母が、私の存在を近くに感じているのと同じように。

Empty-handed

Sander de Hosson, lung specialist

82 万策尽きて

肺腫瘍

サンダー・デ・ホッソン（呼吸器専門医）

スキャンの結果、彼の肺に腫瘍があるのがわかった。幸運なことに、治療できるタイプの腫瘍だった。投薬と手術を行えば容体はよくなっていくだろう——そのときは誰もがそう思っていた。

しかし、肺の一部を切除したあとで問題が発生した。血が止まらないのだ。まだ40代前半のいたって健康な男性は、延々と血を吐きつづけた。

数日たっても血が止まる気配はなく、私たちはすっかり困り果てていた。

何が起きているのかを明らかにするために、私たちは国中の専門家に意見を求めた。

すると、ひとつの事実が判明した。彼の体内では、血小板に対する自己抗体が産生されていたのだ。

つまりその男性は、自分の身体に裏切られたというわけだ。

そのうえ彼は、たび重なる発作にも苦しめられていた。肺にできた腫瘍のせいで、免疫システムに異常が起こったのが原因だった。めったにない症例だが、早急に手を打たなければ間違いなく命にかかわる。

でも、投薬治療では効果が現れず、毎日欠かさず新鮮な血小板を投与しても血液は固まらなかった。全身をあざで覆われたまま、彼は血を吐きつづけた。肺につながれたチューブは赤黒く染まっていた。

当時、その病院の新人医師だった私は、毎日のように彼のようすを見に病室を訪れた。ベッドサイドにはいつも、彼の奥さんと、何も知らずに楽しそうに笑っている4歳の娘がいた。

日がたつにつれて、彼の顔から余裕が消えていくのがわかった。私が病室を訪れるたびに、彼はすがるような目をしながら私の手を握り、こう言った。「先生、どうか助けてください。まだ死ぬわけにはいかないんです。この子には……父親が必要なんです」

世界中の論文を探してみたものの、彼と同じような症状を扱ったものは数える程度しか見つからなかった。私たちは、それらの論文にかかわったすべての専門家に意見を求め、さらには実験段階の薬も試してみたが、無駄骨に終わった。

もはや私たちに打つ手はなかった。この男性はいずれ亡くなるだろう——私ははっきりとそう悟った。

あるとき私は、いつものように「助けてほしい」と訴えてくる彼の横に腰を下ろし、事実を告げた。胸が張り裂けそうだったが、彼に嘘《うそ》をつきたくはなかった。

私はいつも、患者とは一定の距離を保つよう心がけているので、家に帰ってから患者のことをあれこれ考えたりはしない。

でも、あの男性のことを頭から追いやるのは不可能だった。彼はただの患者ではなく、**「死はいつ訪れても不思議ではない」**という真理を私たちに突きつける存在だった。

彼のような若い患者がこのような恐ろしい症状に見舞われたことに、私もほかの医師たちも耐えがたい恐怖を感じていた。

あれからもう11年がたつが、彼の絶望した表情と必死に助けを求める声は、いまでもはっきりと覚えている。また、ベッドによじ登って彼にハグをしようとする娘の姿も、同じように私の脳裏に焼きついている。

私はあのとき、どんな顔をして「きみのお父さんはもうじき亡くなってしまう」と伝えればよかったのだろう？　完全に打つ手がなくなったとき、医師は患者とその家族にどんな言葉をかければよいのだろう？

最終的に、彼は自分の死を受け入れた。そうする以外に選択肢がなかったからだ。

何を話せばいいのかわからなかったので、私は毎日、重い足取りで彼の病室を訪れた。でも、私がすべきことはひとつだった。最後の日が訪れるまで、ただ隣に座って相手の話を聞くのだ。

その時間を通じて、私は大事なことを学んだ。

「医師は患者を治療するだけでなく、患者のために時間を割き、彼らと誠心誠意向き合わなければならない」ということだ。

以来、その教訓を忘れた日は1日もない。

私はその後、彼の最期を看取《みと》った。出血多量で亡くなる前、私たちは鎮静剤を投与して彼を眠らせた。彼が息を引きとったあと、同じ病院の医師と看護師が全員集められ、一連のできごとについて話し合うことになった。誰もが深いショックを受けていたが、互いの苦しみを共有したことで気が楽になったのを覚えている。

患者を助けられないとわかったとき、医師にはまだできることがある。**正直になること、相手の話に耳を傾けること、そして……けっして逃げないことだ。**

万策尽きたとき、私たちにできるのはそれだけだと、あの男性が教えてくれた。

83 運命の夜

エイズ

ベルト・カイザー
（老年病専門医）

南アメリカのスリナム共和国で生まれたその男性は、若いときにオランダに移住してきた。しかし、ヘロインに手を出したのを機に、その人生は転落の一途をたどっていった。肺膿瘍《のうよう》を患い、ＨＩＶに感染してエイズを発症し、どん底まで落ちぶれた彼は、最終的に私たちの働く療養施設に入院することになった。

この施設には、彼と同じように救いのない人生を送る人がおおぜいいる。ヘロイン中毒のセックスワーカー、末期のアルコール依存症患者、路上での生活に耐えられなくなった薬物依存症のホームレス。

ここは、そういう人たちが最後に流れ着く場所だ。

路上暮らしを長く続けている人は気性が荒いとよく言われるが、彼は違った。驚くほど礼儀正しく、親切で、容姿も整っていて、非常に好感のもてる人物だった。

彼がときどきつくってくれるスリナム料理は絶品で、施設にいる誰もが舌鼓を打った。ドラッグと暴力にまみれた数年間の路上生活を経て、この男性はようやく落ち着ける場所を見つけたのだろう——私はそう思っていた。

しかし、彼の頭から路上生活の思い出が消えることはなかった。彼にとって、路上は危険であると同時にエネルギーに満ちた場所だった。療養施設での暮らしは、彼に言わせれば〝退屈〟きわまりないものだったのだ。

やがて彼は、定期的に施設を飛び出して姿をくらますようになった。そして街をさまよい、どこかでドラッグを手に入れ、しばらくするとふたたび病気になって施設に運ばれてきた。

彼が戻ってきたときに備えて、私たちは常に空き部屋をひとつ用意しておかなければならなかった。

そのような生活が何年か続いたころ、彼は真剣に自分の人生に思いをめぐらすようになった。

彼の残りの人生は、いわば〝消化試合〟だった。彼はすでに50歳を越えていたが、奥さんも子どももおらず、まともな職歴もない。唯一の家族は、ときどき見舞いに来てくれる兄だけだ。

路上に戻るのは無理だとわかってはいたものの、死ぬまで療養施設で過ごすつもりもなかった。「決めたよ。こんな人生とはおさらばだ」

彼はあるときそう宣言し、抗HIV薬の服用をやめた。でも、それは賢明な判断とはいえなかった。薬を飲むのをやめたからといって、すぐに死ねるわけではないのだ。

そして、運命の夜がやってきた。異変に気づいたのは夜勤スタッフのリーダーだった。彼の寝室の窓が開いていて、廊下まで風が吹きこんでいたのだ。部屋のなかには誰もいなかった。

そのスタッフが窓の外を見てみると、真下の茂みのなかに彼が倒れているのが目に入った。すでに意識がなく、肺と腎臓が潰れ、全身の骨という骨が折れていた。

彼が飛び降りたのは明らかだった。

後日、私は彼のようすを見に病院に向かった。集中治療室で人工呼吸器につながれている彼を見て、私は心から同情した。

どうにかしてこの男性の最後の望みをかなえてあげたかった。

「この患者のことで話がしたい」と、私は近くにいたスタッフに頼んだ。すると、治療にあたった医師たちと臨床倫理士が私の話を聞いてくれることになった。でも医師たちは、彼を死なせるつもりはないと言った。

「あの男性は安楽死宣言書にサインをしたわけではありません。それに、彼はいまではうちの患者なのですから、私たちの方針にお任せいただきたい」

それを聞いて、私はこう反論した。

「たしかに、彼の身体を管理しているのはあなたがたです。でも、彼の魂はこちら側にあります。もし彼をこれ以上生き長らえさせるというのなら、相応の生きる理由を与えなければなりません」

そして、目の前にいる全員に事情を理解してもらうために、彼を待ち受ける未来がどれほどみじめで、どれほど不幸なものかを説明した。

隣で話を聞いていた彼の兄は、私の言葉に全面的に同意してくれた。

医師たちは私の言葉をあしらおうとはせず、真摯に耳を傾けてくれた。長い話し合いのあと、彼らはこう言った。

「患者の外傷は広範囲に及んでいて、完全に回復する可能性はきわめて低い。治療を続けることが最善の判断とは言いきれない」

結果的に、その日のうちに彼の人工呼吸器のプラグを抜くことが決まった。彼の死を知らせる電話を受けたのは午後6時半だった。

電話を切った瞬間、私の目に涙があふれてきた。これには自分でも驚いた。私はふだん、めったに泣かないのだ。


私がどこかで違う行動をとっていたら、彼の運命を変えられたのだろうか？

私は何度もそう考えた。勝手な話ではあるが……彼に死んでほしくなかった。彼という人間に好意をもっていたのだ。

私の好意がなんの役にも立たないことはわかっている。あの男性は最初から、私やほかの医師の助けなど求めていなかった。

だからこそ彼はあの夜、たったひとりで死のうとしたのだ。そのことを思うたびに、私はたまらなく悲しい気持ちになる。


彼が死ぬ前にそうしたように、私は彼の人生に思いをめぐらせた。移民としてオランダにやってきて、その後少しずつ損なわれていく人生。

あの男性は、非常に好感のもてる人物だった。教養もあり、数々の魅力を備えていた。

それなのに、いったいどこで間違ってしまったのだろう？

遺品は彼の兄が引きとってくれた。彼の人生のすべては、ごみ袋ひとつ分にしかならなかった。

その袋を見たとき、自分がどれほど恵まれているかを実感した。

すばらしい資質をもった人でも、「運」に愛されなければ幸せにはなれない。私はもう一度、彼の死を心から悼んだ。

Bravery

Dame Sally Davies, haematologist

84

勇気

鎌状赤血球症

デイム・サリー・デイヴィス
（血液専門医）

初めてローレルに会ったのは、彼女が10歳のときだ。そのときすでに、ローレルは途方もない苦しみと闘っていた。

麻薬性鎮痛剤《オピエート》なしでは耐えられないほどの痛みが定期的に襲ってくるので、そのたびに病院を訪れなければならなかった。小学校に上がる前、彼女は「鎌状赤血球症」と診断された。

これは遺伝性の血液疾患で、いまの医学で治すことはできない。彼女は生涯にわたって痛みと付き合っていかなければならなかった。

私はローレルの成長をずっと見守ってきた。時間とともに、彼女への愛情が強まっていくのがわかった。ローレルは少しずつ大人の女性になっていき、高校を卒業してからは、病院に通う合間に街で遊んだりボーイフレンドをつくったりするようになった。

しかし、同年代の女友達とは違い、ローレルには厳しい制約がいくつも与えられていた。彼女は露出の多い服を着ることも、ディスコに行くことも、お酒を飲むことも許されなかった。身体を冷やしたり水をたくさん飲んだりすると、ひどい痛みに襲われてしまうからだ。

一度だけ、ローレルが寒い日にスカーフを忘れて出かけたことがある。そのまま外で長い時間バスを待った彼女は、まもなくあごにひどい痛みを感じて病院に運ばれることになった。


でもローレルは、少しずつ自分の病気との付き合い方を学んでいった。私は、さながら家庭教師のように彼女を見守りつづけた。

ローレルを思う一心で、私は厳しい態度を崩さなかった。ローレルには、私の心に訴えてくる何かがあった。彼女の生活は病気を中心に回っていたが（彼女の母親とお兄さんも同じ病気を患っていた）、病気のせいで情緒不安定になることはなかった。いつも不思議なぐらい落ち着いていたのを覚えている。

また、しょっちゅう点滴や鎮痛剤を投与したり採血をしたりしていたせいで、ローレルの腕には注射の痕がいくつもあったが、彼女は気にしなかった。看護師が注射を失敗したときでさえ、文句ひとつ言わなかった。

私はよく、病室のベッドの端に腰かけてローレルと話をした。人生について語り合うこともあれば、死について話しこむこともあった。

死は私たちにとって身近なテーマだった。私は若いときに夫を亡くしていて、ローレルはお兄さんと甥《おい》っ子を亡くしていたからだ。また、病院では毎年のように彼女と同じ病気を抱えた患者が亡くなっている。そのなかには、ローレルと面識があった子も、仲のよかった子もたくさんいた。

私たちは、死に対する自分の思いを包み隠さず話し合った。


私は長いあいだローレルのケアをしてきたが、彼女がいつもどれほどの痛みに耐えているかを知ったのはずいぶんあとになってからだった。

初めての出産を終えたあと、私はローレルに自分が経験した痛みについて話した。「とんでもなかったわ。あなたがいつも感じてる痛みと同じくらいかしらね?」と私は聞いてみた。ローレルは私より先に出産を経験していた。でも彼女は、こともなげにこう答えた。

「まさか。鎌状赤血球症の痛みはもっとひどいわよ」

ローレルは10代のころからよく絵を描いていた。彼女の絵はどれも驚くほどうまく、同時に恐ろしいものだった。ローレルは、鎌状赤血球症の苦しみを人々に理解してもらいたい一心で筆をとったのだ。

私はいまでも、この病気の痛みについて若い医師に説明するときは彼女の絵を見せるようにしている。

やがて私は、ヨーロッパでも有数の大病院で鎌状赤血球症の専門家として働くようになった。

これまでに多くの患者と出会い、多くのことを学んできたが、最も大事な教訓を与えてくれたのは間違いなくローレルだ。彼女は、痛みとともに生きる人生がどういうものかを私に教えてくれた。

耐えがたい痛みを抱えていたにもかかわらず、彼女はけっしてあきらめようとはしなかった。ローレルは、本当の「勇気」とは何かを見せてくれたのだ。

一度だけ、医学生への講義にローレルを招き、この病気が彼女の人生に与えた影響とその苦痛の程度について話してもらったことがある。その日、私は彼女にこう尋ねた。「出生前診断でお腹《なか》の子どもが鎌状赤血球症だとわかった場合、妊娠を終わらせるべきだと思いますか？」するとローレルは、迷うことなく答えた。

「はい。生まれてくる子どもたちには、私と同じ思いをしてほしくありませんから」

ローレルは、少しでも充実した人生を送ろうと懸命に努力を重ねてきた。無事に大学を卒業したあと、彼女はグラフィックアーティストの職につき、いまは子ども向けの絵本を描いている。

一方、私生活では夫とともに子どもをひとり育てている。どれほどつらい思いをしていても、彼女がそれを顔に出すことはない。ローレルはまさに、「ストイックな楽観主義者」なのだ。

やがて私は再婚し、病院の仕事を離れてさまざまな場所で研究に没頭するようになった。でも、ローレルとは常に連絡をとり合っている。

私がイギリス政府首席医務官を辞したときも、彼女は感動的なスピーチを行ってくれた。内容はおもに、自分の病気のことと、彼女の人生のなかで私が果たした役割についてだ。

気づけば、私がローレルの主治医になってから40年がたった。ローレルが成し遂げてきたすべてのことを、私はいまでも誇りに思っている。

85 囚われて 遺伝子変異

メアリー・ライリー（神経内科医）

クリストファーの身体機能が衰えはじめたのは、彼がまだ子どものときだ。まず歩くのが困難になり、次に腕を思うように動かせなくなった。

私と出会う数年前にはもう、彼は車椅子なしでは生活できなくなっていた。クリストファーの病気は、ほぼ間違いなく遺伝子疾患だった。私のもとを訪れたのもそのためだ。

彼はいつも、人を挑発するようなスローガンやイラストの入ったTシャツを着ていた。でも、それが彼なりの「メッセージ」だと気づいたのは、ずっとあとになってからだった。

私はクリストファーの遺伝子検査を行い、その結果を世界中の医師たちと共有した。なんとしても疾患の原因をつきとめてやろう、と私は張りきっていた。

正直、少し楽しんでいた部分もあるかもしれない。なにしろ、ほかの医師たちには究明できない病気を抱えた患者を任されたのだ。さながら探偵にでもなった気持ちだった。しかし私は、その病気がクリストファーの精神にどれほど深刻な影響を与えているのかまではわかっていなかった。

ある日、同じ病院で働く看護師からこんな報告があった。

「先生、クリストファーにうつ病の症状が見られます」

そう聞いた瞬間、私は自分の考えの甘さに気がついた。そして同時に、Tシャツのスローガンは彼の心の叫びの表れだったのだと理解した。

私は精神科医に相談し、それまでとは違った治療を始めることにした。まもなく、クリストファーがうつ状態に陥った原因が「変化のない毎日」だと明らかになった。

「ぼくは、いまの生活に〝囚《とら》われて〟しまったんです」と彼は言った。

20代後半のこの男性は、孤独な生活のなかで少しずつ身体機能を奪われていくうちに、途方もないストレスを溜《た》めこんでいたのだ。

また、彼には「美術の学位をとりたい」という強い願望があったものの、そのための行動を起こせずにいた。美大に入るためには、まず「進学準備コース」を履修する必要があったが、家から出られない彼にそんなことは不可能だった。

ひとつだけ方法があるとすれば、身体が不自由な人でも乗れる車を手に入れ、自分でそれを運転することだったが、そんな車を手に入れるあてなどない。

でもやがて、看護師のひとりが行動を起こした。クリストファーのようすを近くで見ていた彼女は、「このままではいけない」と思ったようだ。彼女は自動車メーカーに何通もの手紙を送り、最終的にクリストファーのために1台の車を手に入れた。それはメーカーの看板商品で、手動運転装置を備えていて、音声操作も可能だった。


こうしてクリストファーは、進学準備コースを履修したのち、美大に入学することができた。優秀な成績を収めたあとは、大学院に進んで修士号も取得した。

そして昨年、彼は自分の会社を立ち上げた。

最近はよく展覧会を開きながら、アーティストとして着実に実績を積み上げている。ときどき、アメリカの展覧会に出品することもあるようだ。


クリストファーの作品は、どれも目をみはるものばかりだ。彼は筆を握れないが、代わりに両腕に筆を挟んですばらしい絵を描いている。病気のせいで長いあいだ表に出てこなかった才能が、ようやく世間に認められはじめたのだ。

しかし、彼の才能が日の目を見ることなく消えていた可能性はおおいにある。クリストファーのように光るものをもちながら、それを世に知らしめるチャンスを手にできなかった患者がいったいどれだけいるのだろう？

クリストファーと出会った日から13年がたった。いまの彼は、初めて会ったときとはまるで別人だ。

私たちはいまでも半年に一度は顔を合わせている。クリストファーの容体は日一日と悪くなっていて、夜は人工呼吸器が手放せないようだ。また、声帯にも病気の影響が表れてきたせいで、彼はとても小さな声で話すようになった。

でも、大学に行くと決めたあの日以来、うつ状態になるのを見たことはない。クリストファーは以前、檻《おり》のなかに囚われた自分の絵をよく描いていたが、いつしか彼が檻を描くことはなくなった。それはひとえに、彼の人生がそれまでとまったく違うものに変わったからだろう。

私はまだ、クリストファーの遺伝子変異の原因をつきとめられていない。

でも、いまではこう思っている。患者にとっては、治療そのものよりも大事なことがあるのだと。私たちは当初、総力をあげて治療にあたったものの、彼の気持ちは沈んでいくばかりだった。最終的に彼の憂鬱を消し去ったのは、1台の車だった。

その事実に、私は目から鱗が落ちる思いだった。患者の人生を変えるためには、薬や治療ではない「別の何か」が必要な場合もある。クリストファーにとっての最高の治療は、1台の車を与えることだった。

クリストファーの才能を目の当たりにするたびに、私は謙虚な気持ちになる。私の日々の探偵仕事にももちろん意義はあるが、病気ばかりに気をとられるのではなく、「個人としての患者」に目を向けることも重要だ。

彼は私にそう教えてくれた。

A touching letter

Anthony Fauci, immunologist

86

感動的な手紙

エボラ出血熱

アンソニー・ファウチ（免疫学者）

その若い医師は、シエラレオネで救急航空機に乗せられて、そのまま私たちの病院に運ばれてきた。金曜日の午後のことだった。

その医師は、２０１４年に起こったエボラ出血熱の集団発生《アウトブレイク》に際してアフリカに発《た》ち、ボランティアで診療にあたっていた。彼がいたのは、まさに感染者が急増していた北部の都市ポート・ロコだった。

しかし、エボラ専門の治療施設で働いていた彼は、ある日とつぜん熱を出して倒れてしまう。血液検査の結果、最も恐れていた事態であるとわかった。患者と接するうちに、彼自身もエボラウイルスに感染したのだ。

一刻も早く、彼はその場を離れなければならなかった。

私たちのもとに到着したとき、彼はまだ自力で歩くことも話すこともできた。でもその後、彼の容体は私たちの目の前で急激に悪化していった。まもなく彼は多臓器不全に陥り、生命維持装置をつながれた。

ゆっくりと、しかし確実に、死が迫ってきているのがわかった。

毎日、医師と看護師が彼の容体について報告してくれたが、私はその状況に納得できなかった。こうして彼らの報告を聞いているだけでいいのだろうか、自分にはもっとやるべきことがあるのではないだろうか、という気がしたからだ。

病院のスタッフはみな、危険をかえりみずに、恐ろしいウイルスをもつ患者に付き添って昼夜を問わず治療にあたっている。

自分も同じことをしなければ示しがつかないだろう――私ははっきりとそう思った。

そしてすぐに当面のスケジュールを調整し、医療チームに加わる時間を確保した。

それから2週間、私は毎日のように防護服に身を包み、ヘルメットやゴーグルといった備品を身につけて隔離病室に足を踏み入れた。事情を知らない人からしたら、月面着陸に成功した宇宙飛行士のように見えただろう。

彼の病室で過ごすのは1日2時間までと決めていた。防護服を着るのは非常に疲れるので、せいぜい2時間が限度だった。また、それ以上長く病室にいると、何かミスを犯して感染の危険に身をさらしてしまうリスクもある。

2週間近くにわたり、私とスタッフたちは緊張感ただよう病室で彼の治療を続けた。私が自分で治療にあたったなかでは、彼は1、2を争うほどの重症患者だった。

4年前の当時はまだ、エボラウイルスの治療薬が存在しなかったので、ひとつひとつの症状に個別に対処する以外に手はなかった。でも、結果的に治療は成功した。治療が始まってから4週間後には、彼は完全に回復し、両親の待つ家に帰ることができた。

治療のあいだ、彼が私の顔を見ることはなかった。彼から見えたのは、ヘルメットの小さなシールドの奥にある私の目だけだ。

容体が回復しはじめてからは、私たちは狭い病室のなかでちょっとした雑談をするようになったのだが、そのときも彼には私が誰だかわかっていなかった。家に帰ったあと、彼はようやくすべてを理解し、私宛てに手紙を書いてきた。

私はいまでも、その感動的な手紙を大事に取ってある。手紙にはこう書かれていた。

「毎日、あなたに会うのが楽しみでした。ヘルメットの奥で笑ってくれていると思うと、勇気がわいてきました。それに、あなたと交わす何気ない会話のひとつひとつが本当に楽しかったのです」

どうやら彼は、防護服のなかにいたのが私だと知って、少しばつが悪い気持ちになったようだ。手紙には、くだけた口調で話してしまったことへの謝罪と、もっと敬意を表して礼儀正しく話をするべきだったという反省の言葉がつづられていた。

また、ほかのスタッフへのお礼も書かれていた。

「本当にありがとうございました。あなたがたがいなければ、ぼくは間違いなく助かりませんでした」

しかし一方で、彼は良心の呵責《かしゃく》に苦しんでもいた。アフリカでは多くの患者が亡くなっているのに、自分だけがこんなにすばらしい治療を受けてよかったのだろうか、と。

彼はこう書いていた。

「せめて、ぼくの治療を通じて明らかになったことが、今後の治療に少しでも役立ってくれたらと思います」

実際、彼のおかげで、エボラウイルスに関する私たちの知識は大幅に向上した。

たとえば、それまでずっと、多臓器不全の原因は「嘔吐《おうと》と下痢による脱水症状および血圧低下」だと考えられていた。でも彼の場合は、血圧が正常値に戻ってからも、腎臓と肺と心臓と神経系が機能不全に陥ったままだった。

それを見て、私たちはようやく理解した。エボラウイルスとはつまり、きわめて高い毒性をもち、発症者の身体を容赦なく破壊し尽くす「非常に破壊的な病原体」なのだ、と。

無事に回復したとはいえ、あの若い医師は深刻な心的外傷《トラウマ》を抱えることになった。自分がどれほど死に近づいたのか、そして非常に高い致死率を誇るこの病気から回復できたのがどれほど幸運だったのかを、彼はよくわかっている。

でもやがて、彼は自分のトラウマを克服し、自分の身に起きたことを振り返ったり、自分を助けてくれた人たちに感謝の気持ちを伝えたりできるようになった。

彼は、人間の回復力の高さを私たちに見せてくれたのだ。

彼の手紙には、隔離病室で撮られた写真のことが書かれていた。生命維持装置につながれた彼と、宇宙服を着てその横に立つ私が写っている写真だ。

「この写真はぼくの宝物です」と彼は書いていた。

そして、ヒポクラテスの言葉を引用してこう続けた。

「大事なのは、患者がどのような病気を抱えているかではなく、どのような患者が病気を抱えているかということです。先生は、ぼくを〝病気〟ではなく〝人間〟として扱ってくださいました。それこそが医療の本質なのだと、ぼくはあのとき理解したのです」

87 頑固な女性

心疾患

マーヴィン・シンガー（集中治療医）

そのイタリア人女性は、持病を抱えた夫の世話を何年も続けていた。彼女は、年齢は夫よりずいぶん若い60代前半で、小柄ながら強い意志をもっていた。そして西洋医学をあまり信じず、薬草療法や同種療法《ホメオパシー》に傾倒していた。でも、彼女の我流の治療は少しずつ夫の命を削っていった。ある日、夫がひどい下痢で苦しみはじめたので、彼女は自分が持っている薬草を与えた。

しかし彼の容体は日に日に悪くなり、数日後にはとうとう意識を失ってしまった。救急科に搬送されてきたときにはもう、蘇生措置と生命維持装置が必要な状態だった。

こうしてクリスマスの前の週、彼は私たちが働く集中治療室に運ばれてきた。彼女は夫のもとを片時も離れようとしなかった。

その後、無事に人工呼吸器が外されたものの、彼の容体は悪くなる一方だった。彼はもともと心疾患を抱えていて（過去に何度も発作を起こしていた）、車椅子を手放せず、糖尿病の症状も見られ、腎臓の機能はいまにも停止しようとしていた。

そのうえ、すでに80歳近い年齢だった。すべての症状に対処して彼の命をつなぐのが本当に正しいことなのだろうか、と私たちは自問せざるをえなかった。

彼の意識は混濁状態にあったので、本人の意思を聞くことはできない。

そこで私たちは、彼の奥さんを呼び出して延命について話し合うことにした。結果的に、それからの数か月は忘れられないほど奇妙なものになった。

当初は、「最低限の治療は続けるが、大がかりな処置は施さない」ということで私たちの意見は一致していた。しかしクリスマスイブになると、彼女はとつぜん考えを変え、ある若い医師にこう言った。

「夫を死なせないために、できるかぎりのことをしてちょうだい！」

その医師はすっかり途方に暮れてしまった。翌朝、私は彼女とじっくり話をした。あの日交わした会話は……いまでもよく覚えている。

私たちは同じことを何回も話し合った。医師としては、無駄な治療を患者に施すわけにはいかないが、同時に彼女と口論になるのをなるべく避けたいという思いもあった。

どうにかして彼女に納得してもらうために、私は懸命に自分の考えを伝えた。「人工呼吸器を装着するのはやめたほうがいい」「次に心臓発作が起きたとして、無理に蘇生させるのは残酷ではないか」「私たちは常に、患者にとっていちばんいい選択肢は何かを考えている」といったことだ。

最終的に、彼女は納得してくれたようだった。

ところが、その後まもなく警察から病院に電話がかかってきた。なんと彼女は、私たちが「殺人未遂」を犯したと警察に通報したのだ。

その電話を受けたとき、私はちょうど勤務を終えて同僚への引き継ぎをすませたところだった。結局その同僚は、また通報されることを恐れて彼女の言いなりになってしまった。

彼のベッドのまわりには、延命のためのさまざまな装置が設置された。でも、症状が改善していく一方で、彼の心臓は少しずつ衰弱していき、ついに彼は人工呼吸器なしでは生きられない身体になってしまった。

話すこともも、身体を動かすこともできないまま、彼は病室のなかで生きつづけた。その横には常に奥さんがいて、彼の身体に少しでも異変があれば大騒ぎを起こし、私たちスタッフに罵詈《ばり》雑言を浴びせてきた。

「これ以上、公序良俗に反する言葉をおっしゃるのであれば……外に出ていただかなければならなくなります」

私たちは、3回もそう通告せざるをえなかった。しかし、彼女を病室から出すたびに、彼女の夫は悲しそうに泣きはじめる。彼女は彼女で、警察や知り合いの政治家、さらには私たちの病院の院長にまで、「このままでは夫が殺される」と通報する始末だった。

私たちには、彼女を病室に戻し、黙って言うことを聞く以外にできることはなかった。彼女をなだめるためにホメオパスの専門家を連れてきたことまであった。

それから、もうひとつ困ったことがあった。彼女の口臭のひどさだ。1キロ離れたところまでただよってきそうな悪臭を放ちながら、彼女は昼も夜もずっと病院にいた。彼女がいる病室を担当する看護師は、途中で交代することが認められた。彼女の暴言と口臭を浴びながら1日を過ごすなんて、ふつうの人にはまず耐えられない。

救いのない日々が過ぎていったが、ある日、驚くべきニュースが入ってきた。夫を家に連れて帰るために、彼女が人工呼吸器をレンタルしたというのだ。

私たちは唖然《あぜん》とした。人工呼吸器を扱える人を雇うとしたら年間数十万ドルの費用がかかるが、国はその費用までは負担してくれない。しかし彼女は、自分で操作するから大丈夫だと言い張った。

「人工呼吸器を扱うためには、きちんとした訓練を受けなければいけません」

私はそう言って彼女を思いとどまらせようとしたが……無駄だった。あのときの彼女の言葉はいまでも耳に残っている。

「問題ないわ。だって、看護師さんたちが使うのをずっと見てたんだから。間違いっこないじゃない」


なんとしてでも止めるべきでしょうか、と私たちは病院の顧問弁護士に相談した。家に帰したとしたら、彼は間違いなく長くは生きられない。でも弁護士は、「彼らのしたいようにさせるべきでしょう」と答えた。

患者は正常な判断能力をもっているし、私たちはリスクについて説明している。彼が「病院にとどまりたい」という意思を示していない以上、私たちは彼の意思を尊重する必要がある、と弁護士は言った。

こうして、世間が夏を迎える少し前、ふたりは家に帰っていった。彼が集中治療室に運ばれてきてから半年がたっていた。

やれるだけのことはやった——私に言えるのはそれだけだった。

しかし、それから9か月後、人工呼吸器のメーカーから病院に電話がかかってきた。あの女性の資金が尽きて、これ以上人工呼吸器を貸せなくなったという話だった。

「どうすればいいでしょうか……いまさらプラグを抜くわけにもいきませんよね？」とメーカーの担当者は言った。

電話を切ったあと、私は開いた口がふさがらなかった。あの女性は……本当にやり遂げたのだ。9か月ものあいだ、自分で人工呼吸器を操作して彼のケアをしていたのだ。

その後まもなく、彼女は夫を連れてスコットランドに引っ越した。スコットランドなら人工呼吸器のレンタル費用を負担してくれるからだ。


彼が何歳まで生き、どんな最期を迎えたのかについては、私たちには知る由もない。しかし、そんなことはたいした問題ではないだろう。私も同僚も、彼らにとっての最善の選択肢をわかっているつもりでいた。

でもそれは、まったくの勘違いだった。私はいまも、家に帰れると知らされたときの彼の笑顔を覚えている。彼は生きることを望み、彼の奥さんは誰にもまねできない方法で夫を支えた。


私たち医師は、患者のためという名目で、彼らの自由や権利を一方的に制限してしまうことがある。でも、それが必ずしも患者の幸せにつながるのではないのだと、私はあの女性に教わった。

患者と家族が医師と同じように考えている保証はなく、ときには医師の考えがまったくの間違いである場合もある。

「けっして思い上がってはならない」

それこそ、私があのとき学んだことだ。

88 無言のうちに

脳卒中

ナイジェル・ジャック（麻酔科医）

70歳前後のその男性は、数週間前から病室のベッドの上でじっと天井を眺めていた。彼の人生は完全に停止していた。重度の脳卒中に襲われたせいで、全身麻痺《まひ》に陥ってしまったのだ。もはや立ち上がることも、言葉を発することも、食べ物を飲みこむこともできない。鼻に通したチューブを通して栄養を摂取しながら、朝から晩までずっと横になっているしかなかった。

幸い、右腕をわずかに上げる動作だけはできた。入院から数週間がたったある日、彼は右腕を使って栄養チューブを引き抜いた。

私たちはすぐにチューブを元に戻した。そのときの彼の不快そうな顔は、いまだに忘れられない。

2日後、彼はまたしてもチューブを引き抜いた。自分がもう元の生活には戻れないことも、チューブさえ抜けば楽になれることも、彼はすでに理解していた。その老人は、最後の力をふりしぼって私たちにメッセージを伝えようとしたのだ。

私は彼に心から同情した。看護師たちの献身もむなしく、彼の床ずれはひどくなる一方だった。彼の身体を拭く時間になると、私はたまらなく憂鬱な気持ちになった。

当時、私はスコットランドの病院で研修医として働きはじめたばかりだった。

各病室には20台のベッドがあり、それぞれがカーテンで仕切られていた。私はいまでも、彼のベッドがあった場所をよく覚えている。病室の中央の左手だ。

ある日、私は彼のベッドサイドに腰を下ろしてこう尋ねてみた。

「ぼくらがチューブを交換しなかったらどうなるか、わかりますか？」

彼はわずかに首を縦に動かした。

「死ぬんですよ？　本当にわかってるんですか？」彼は小さくうなずいた。

「……それが望みなんですか？」彼はもう一度うなずいた。

私は内科医のもとに行き、彼の望みを伝えることにした。あの患者は治療を続けてほしいなんて思っていない、その意思を尊重してあげるべきではないのか、と。

私の話を聞いた内科医は、きっぱりと、でもどこか温かい口調でこう言った。

「患者を生かすために治療をする……それは医師の使命であり、義務だ」

その返答に私は本気で腹を立てたが、考えてみれば当然のことだった。だいたい、駆け出しの研修医がそんな話をしたところで、真剣に聞いてもらえるはずがないのだ。


ある日の朝、ひとりの老年病専門医が彼のようすを見に私たちの病院を訪れた。私はその医師に事情を説明した。数週間前からベッドに寝かされている無力な男性を見て、医師は深く同情し、彼の気持ちを理解したようだった。

「この患者をうちの病院に移したいのですが」とその医師は言った。彼の勤める病院は、郊外の静かな場所にあった。内科医はその提案に賛成した。

話がまとまったあと、私は患者のところに行ってこう伝えた。

「ぼくはあなたの望みをかなえてあげられませんでした。でもこれからは、別の先生が診てくれることになりました」


私が彼の顔を見ることは二度となかった。

1週間後、その老年病専門医から電話があり、彼が亡くなったと告げられた。どうやら新しい病院でも栄養チューブを引き抜いたようだ。

それを見た医師たちは、新しいチューブはつながず、そのままにすることに決めた。鎮静剤と鎮痛剤を投与された彼は、数日後に安らかに息を引きとったという。

すべては、私が医師になってから数か月のあいだに起こったことだ。

しかし、私はあのとき、この仕事における最も大切なことを学んだ。「よい医師とは、患者を治療するだけでなく、患者を助けられる医師のことである」と。

患者を助けられる医師とは、すなわち「治療をやめるタイミング」を見極められる医師のことだ。現代版のヒポクラテスの誓いにも、次のようなことが書かれている。「医師は、病気を治療するためにあらゆる手段を講じるべきである。ただし、過度な治療を施してはならない」

医師には、慈悲の女神の力を借りて患者を楽にしてあげなければならないときもある。

誰よりも無力で、誰よりも勇敢なあの男性は、一度も言葉を発することなく私にそう教えてくれた。

Last words

Karim Brohi, trauma surgeon

89

最期の言葉

交通事故

カリム・ブロヒ
（外傷外科医）

その17歳の少女は、自転車に乗っているときにトラックに跳ねられてしまった。私たちの病院に運ばれてきたときにはまだ意識があり、会話もできた。しかし容体は深刻だった。骨盤を骨折し、腹腔内《ふくくうない》に出血が見られ、命にかかわるレベルまで血圧が低下していた。

私たちは、一般的なプロトコールに従って生理食塩水と血液を注入したあと、大急ぎで彼女を手術室に運びこんだ。

当時、私は研修医として重症患者の治療にあたっていた。その日の私の仕事は、彼女の気道を管理しながら、麻酔科医長が彼女を眠らせるのを手伝うことだった。外傷外科チームが手術の準備のためにせわしなく動き回るなか、私は手術台に近づき、彼女の頭の近くに腰を下ろした。

彼女は深いショック状態にあり、その目には不安の色が宿っていた。ほんの20分ほど前まで、彼女はいつもと同じように自転車に乗っていた。学校か、あるいは友達のところに向かっていたのだろう。

でもいまは、手術台の上に寝かされ、生きるために必死に闘っている。私は彼女に話しかけ、これからどんな手術をするかを説明した。

眠りに落ちる直前、彼女は私を見つめながらこう聞いてきた。

「私……助かりますよね？」

私は彼女の目を見て答えた。「大丈夫、きみは助かるよ」


私たちはまず、彼女の骨盤を鉄製のフレームで固定しようと試みた。ところが、すぐに問題が発生した。彼女の腹部にメスを入れたとたん、出血が止まらなくなったのだ。開いた腹部からはおびただしい量の血があふれてきた。

そこで血管外科医は、思いきって大量の血液と輸液製剤を投与した。しかし、その結果、彼女は口や目からも血を流しはじめた。それはまるで、全身の穴という穴から薄赤色のチェリージュースが流れ出しているようだった。

大量の輸液製剤と混じり合ったことで、彼女の血液は赤みがかった透明な液体と化していたのだ。彼女はそのまま手術台の上で亡くなった。

私が「大丈夫」と言ってから45分とたっていなかった。

それから数十分後、別の患者が運ばれてきた。男性の患者で、彼女と同じように意識がはっきりしていて、会話もできた。

でも、彼も1時間以内に亡くなってしまった。

正直、その患者のことはぼんやりとしか覚えていないが、最初に手術をした少女のことは一生忘れられそうにない。彼女の姿は、私の脳裏に鮮明に焼きついている。

理由のひとつは、彼女の〝最期の言葉〟が印象的だったせいだろう。

しかしそれ以上に、チーム全員で必死に手を尽くしたにもかかわらずあのような残酷な死に方をさせてしまったという事実が、どうしても頭から離れないのだ。

数日後、私たちの病院の専門医全員が集まり、あの少女の身に起こったことについて話し合った。私たちはプロトコールどおりの処置を行った。なのになぜ、あんなに恐ろしいことが起こってしまったのだろう？

その疑問を解消するために、私たちは腰を据えて調査を行うことにした。私の長年の研究の発端となった調査だ。

調べていくなかで、ひとつの事実が明らかになった。私たちがとった方法、つまり世界中の医師たちが長いあいだ実践してきた方法は、完全に間違っていたのだ。

私たちは、外傷患者の身体に「血液凝固異常」が起こることを発見した。深刻な外傷を負うと、血液が固まるまでに時間がかかるようになり、凝固した血液もすぐに溶けてしまう。結果的に出血量が増加し、手術によって外傷を修復するのが困難に、あるいは不可能になる。

でも私たちは、大量の輸液製剤を注入して患者の血圧を上昇させようとした。つまり、せっかく固まったわずかな量の血液を自分たちで洗い流していたのだ。

私たちは、あの少女が手術台の上で全身から血を流して亡くなった理由をはっきりと理解した。


しかし、いまでは状況が大きく変わった。

私たちの研究がきっかけとなり、外傷性出血を起こした患者に対するプロトコールが見直されたからだ。それ以来、世界中の医師が「ダメージコントロール蘇生法」と呼ばれる新たな手法を用いるようになった。

これは、血液の凝固機能の保持と向上を目的とした手法だ。具体的には、患者の血圧をあえて低い状態に保ち、血液製剤を投与して凝固機能を回復させるのだ。

さらに、私たちは特殊な止血法もいくつか編み出した。それらの止血法を駆使すれば、たとえ街中であっても迅速な止血を行える。

あの少女が亡くなった24年前にそうした手法を知っていたら……間違いなく助けられたはずだ。

ほとんどの医師は、心のなかに〝墓地〟をもっている。これまでに亡くなった患者たちが眠る場所だ。

彼らの重みを背負うことは、私たち医師に課された義務だといえる。たとえ自分にミスがなかったとしても、医師はすべての患者の死から何かを学びとろうと努めなければならない。

私はよく、あの17歳の少女のことを考える。彼女がいたからこそ、私はいまの道に進み、数えきれないほど多くの患者を救えたのだから。

私はあの少女の名前を知らない。でも、彼女が残してくれた教訓は、これからも多くの命を救うだろう。

［著者紹介］

エレン・デ・フィッサー　Ellen de Visser

オランダの日刊紙『デ・フォルクスラント』の科学ジャーナリスト。2017年にコラム「ある特別な患者（Die Ene Patiënt / That One Patient）」の連載を始める。医療従事者たちへのインタビューをまとめたこのコラムは、一般読者から専門家まで、多くの人に感動を与えてきた。

［訳者紹介］

芝瑞紀　しば・みずき

英語翻訳者。青山学院大学総合文化政策学部卒。訳書に『シャンパンの歴史』（原書房）、『アメリカが見た山本五十六』（共訳、原書房）、『BILLIE EILISH ビリー・アイリッシュのすべて』（共訳、大和書房）などがある。

ある特別な患者

2021年12月１日　初版印刷
2021年12月10日　初版発行

著　者　エレン・デ・フィッサー
訳　者　芝瑞紀
発行人　植木宣隆
発行所　株式会社サンマーク出版
〒169-0075 東京都新宿区高田馬場 2-16-11
☎03-5272-3166（代表）

印　刷　中央精版印刷株式会社
製　本　株式会社村上製本所

ISBN 978-4-7631-3912-2　C0030
サンマーク出版ホームページ　https://www.sunmark.co.jp